实用中医保健丛书

总主编 刘健

呼吸病中医保健

主编 彭波 张念志

编委 朱慧志 童佳兵 杨程 张亚辉 陈炜 徐升 吕园园 尹良胜 王传博 刘志刚 章天寿 苗同艳 宫晓飞

APGTIME 时代出版

时代出版传媒股份有限公司
安徽科学技术出版社

图书在版编目(CIP)数据

呼吸病中医保健/彭波，张念志主编. —合肥：安徽科学技术出版社，2014.1(2025.6 重印)
(实用中医保健丛书/刘健总主编)
ISBN 978-7-5337-5883-7

Ⅰ.①呼… Ⅱ.①彭…②张… Ⅲ.①呼吸系统疾病-中医治疗法 Ⅳ.①R259.6

中国版本图书馆 CIP 数据核字(2013)第 160334 号

呼吸病中医保健 主编 彭 波 张念志

出 版 人：王筱文 选题策划：吴 玲 责任编辑：吴 玲
责任校对：盛 东 责任印制：梁东兵 封面设计：武 迪
出版发行：安徽科学技术出版社 http://www.ahstp.net
(合肥市政务文化新区翡翠路 1118 号出版传媒广场，邮编：230071)
电话：(0551)63533330
印 制：河北晔盛亚印刷有限公司 电话：15811513201
(如发现印装质量问题，影响阅读，请与印刷厂商联系调换)

开本：710×1010 1/16 印张：13.25 字数：196 千
版次：2014 年 1 月第 1 版 2025 年 6 月第 3 次印刷

ISBN 978-7-5337-5883-7 定价：75.00 元

序

健康是人类的第一财富。随着社会经济和文化的发展，人们对健康的认识和追求达到了前所未有的高度。日常生活中，越来越多的人渴望从饮食、起居、运动和心理等方面来防治疾病，以求健康长寿。中医药知识是促进人类健康的卫士，掌握一定的中医药知识可以更好地把握家庭成员的健康状况，当家庭成员健康出现问题的时候能够自行做出准确的判断。

有责任感的当代中医医务工作者有义务向广大群众提供科学、系统、准确、实用和通俗的中医药卫生保健知识，让广大读者去了解祖国传统医学宝库中的保健知识精髓，帮助读者了解疾病的发生、发展、诊断、治疗、护理和调养的知识，使他们能自觉预防疾病的发生，即使患病，也能做到心中有数，及早诊治，配合医生战胜疾病。

安徽中医药大学第一附属医院刘健教授正是本着这种精神，带领临床一线医师精心编写了这套《实用中医保健丛书》，它以通俗的语言，介绍了多系统常见病的病因病机、病证类型和保健、预防、治疗方法等，帮助人们更加具体地了解常见病的相关知识，将宝贵的经验和先进的科普知识传递给广大读者，切实提高人们的生活质量。

相信这套《实用中医保健丛书》能使读者对自己和其他家庭成员的身体状况有一个较为清楚的判断和了解，从而有目的地做好自我保健、自我防治工作，达到强身、健体、治病的目的。

是以为序。

沈　干

2014年1月

前　言

随着社会的进步、医学科学的发展、生活水平的不断提高和人们健康意识的增强,健康已成为人们不懈的追求。人们对健康含义的理解越来越深刻,寓养生、预防、治疗、康复、保健于一体的医疗模式已成为人们的主导观念,人们在渴望延年益寿的同时更加注重对高质量生活的追求,同时人们对医药卫生知识尤其是传统医学知识的需求日趋迫切。

中医药学具有几千年的悠久历史,曾为中华民族的繁衍、为世界的文明进步做出过不朽的贡献,其养生保健的理论与方法,在当今社会越来越显示出其独特的优势和光明的发展前景,成为世界瞩目的热门学科。为了使防治疾病的中医保健知识走进寻常百姓家,让人民群众自觉地、及早地预防、发现和治疗疾病,享受医学科学的成果,我们编写了这套《实用中医保健丛书》,以加强对广大老百姓中医保健知识的宣教,以期让千百万个家庭掌握防治疾病的中医药保健知识。

本套丛书共计 120 余万字,分为《呼吸病中医保健》《内分泌病中医保健》《风湿病中医保健》《肾脏病中医保健》《消化肝胆病中医保健》《心脑病中医保健》6 个分册。内容丰富,涵盖六个学科,立足于中西医结合理论,在对现今疾病谱中发病率较高的疾病论及概念、病因病机、常见证候分型及治疗的同时,重点论述了传统中医保健方法和饮食、运动、心理调护等对健康保健的影响，引导广大读者树立正确的健康观，吸取正确的健康保健知识，加强生活中的自我保健，以祛病强身、延年益寿，同时也可作为临床医生指导患者保健的参考用书。

丛书在编写过程中得到了安徽中医药大学及安徽省中医院领导的大力支持和鼓励，安徽科学技术出版社在编辑出版方面给予了大力的协助，在此谨向所有帮助、支持本套丛书出版的单位和人士表示衷心的感谢！

由于作者水平有限，书中难免存在一些错误和不足之处，恳请有关专家、学者、同道、读者给予批评指正，我们将诚恳接受并在今后予以改正。

编　者

2014 年 1 月

目　　录

第一章　总论 …… 1
第二章　感冒 …… 12
【病因】…… 12
【诊断依据】…… 13
【临床表现】…… 13
【中医认识】…… 14
【中医保健措施】…… 17
【病后保健】…… 23
第三章　慢性支气管炎 …… 34
【病因】…… 34
【诊断依据】…… 35
【临床表现】…… 35
【中医认识】…… 36
【中医保健措施】…… 39
【病后保健】…… 48
第四章　肺炎 …… 56
【病因】…… 56
【诊断依据】…… 57
【临床表现】…… 58
【中医认识】…… 59
【中医保健措施】…… 62
【病后保健】…… 65

第五章　肺结核…………………………………………………… 78
【病因】………………………………………………………………… 78
【诊断依据】…………………………………………………………… 79
【临床表现】…………………………………………………………… 80
【中医认识】…………………………………………………………… 82
【中医保健措施】……………………………………………………… 83
【病后保健】…………………………………………………………… 89
第六章　支气管哮喘………………………………………………… 107
【病因】 ……………………………………………………………… 107
【诊断依据】 ………………………………………………………… 107
【临床表现】 ………………………………………………………… 108
【中医认识】 ………………………………………………………… 109
【中医保健措施】 …………………………………………………… 112
【病后保健】 ………………………………………………………… 115
第七章　慢性阻塞性肺疾病 ………………………………………… 127
【病因】 ……………………………………………………………… 128
【诊断依据】 ………………………………………………………… 128
【临床表现】 ………………………………………………………… 129
【中医认识】 ………………………………………………………… 130
【中医保健措施】 …………………………………………………… 133
【病后保健】 ………………………………………………………… 137
第八章　原发性支气管肺癌 ………………………………………… 148
【病因】 ……………………………………………………………… 148
【诊断依据】 ………………………………………………………… 149
【临床表现】 ………………………………………………………… 149
【中医认识】 ………………………………………………………… 151
【中医保健措施】 …………………………………………………… 153

【病后保健】…………………………………………………… 162
第九章　慢性肺源性心脏病 …………………………………… 169
【病因】…………………………………………………………… 169
【诊断依据】…………………………………………………… 169
【临床表现】…………………………………………………… 171
【中医认识】…………………………………………………… 173
【中医保健措施】……………………………………………… 175
【病后保健】…………………………………………………… 180
第十章　呼吸衰竭 ……………………………………………… 189
【病因】…………………………………………………………… 189
【诊断依据】…………………………………………………… 190
【临床表现】…………………………………………………… 190
【中医认识】…………………………………………………… 192
【中医保健措施】……………………………………………… 194
【病后保健】…………………………………………………… 197

第一章　总　　论

呼吸病是危害人民健康和生命的常见病和多发病。根据我国1992年的居民死因调查结果，呼吸病（不包括肺癌）在城市的死亡率占第3位，而在农村占第1位。更应重视的是由于大气污染、吸烟、人口老龄化及其他因素，国内外的慢性阻塞性肺疾病（简称慢阻肺）、支气管哮喘、肺癌、肺部弥散性间质纤维化以及肺炎等疾病的发病率、死亡率日益上升。这说明呼吸系统疾病对人类的危害的日益严重，如不加以有效的防治，日后问题将更为突出。这就需要全社会共同努力，做好呼吸系统疾病的保健工作。

一、什么是呼吸病

首先，让我们来认识一下什么是呼吸病。呼吸病，全称是呼吸系统疾病，是西医学名词。呼吸系统包括呼吸道和肺两大部分，呼吸道是指鼻、咽、喉、气管和各级支气管。肺则是指肺实质以及肺间质。凡侵犯呼吸系统，表现为咳嗽、咳痰、咯血、呼吸困难、胸痛等症状的疾病，无论发病原因如何，均属于呼吸病。具体包括感冒、慢性支气管炎、肺炎、肺结核、支气管哮喘、慢性阻塞性肺疾病、肺癌、慢性肺源性心脏病、呼吸衰竭等。

由于呼吸器官具有巨大生理功能的储备能力，平时只需1/20的肺呼吸功能便能维持正常生活，故肺的病理变化，临床上常不能如实反映；呼吸系统疾病的咳嗽、咳痰、咯血、胸痛、气急等症状缺乏特异性，常被人们及临床医师误认为感冒、气管炎，而对重症肺炎、肺结核或肺癌等疾患延误了诊断；或因反复呼吸道感染，待发展到肺气肿、肺心病，发生呼吸衰竭才被重视，但为时已晚，其病理和生理功能已难以逆转。所以呼吸病一经发现，大部分都是中晚期，不易治疗。

二、认识呼吸病的常见症状

我们先来了解一下呼吸病的常见症状，这样有助于我们提前发现疾病。咳嗽、咳痰、咯血、气急、哮鸣、胸痛等均为呼吸系统症状。

（一）咳嗽

急性发作的刺激性干咳常为上呼吸道炎症引起，若伴有发热、声嘶，常提示急性病毒性咽炎、喉炎、气管炎、支气管炎。慢性支气管炎，咳嗽多在寒冷天发作，气候转暖时缓解。体位改变时咳痰加剧，常见于肺脓肿、支气管扩张。支气管癌初期出现干咳，当肿瘤增大阻塞气道时，会出现高音调的阻塞性咳嗽。阵发性咳嗽可为支气管哮喘的一种表现，晚间阵发性咳嗽可见于左心衰的患者。

（二）咳痰

痰的性质（浆液性、黏液性、黏液脓性、脓性）、量、气味，对诊断有一定帮助。慢性支气管炎咳白色泡沫或黏液痰。支气管扩张、肺脓肿的痰呈黄色脓性，且量多，伴厌氧菌感染时，脓痰有恶臭。肺水肿时，咳粉红色稀薄泡沫痰。患阿米巴病时痰呈咖啡色，且出现体温升高，可能与支气管引流不畅有关。

（三）咯血

咯血包括痰中带血和整口鲜红血。患肺结核、支气管肺癌时以痰血或少量咯血为多见；支气管扩张的细支气管动脉形成小动脉瘤（体循环）或肺结核空洞壁动脉瘤破裂时可引起反复、大量咯血，24 小时达 300 毫升以上。此外，咯血应与口、鼻、喉和上消化道出血相鉴别。

（四）呼吸困难

按其发作快慢分为急性、慢性和反复发作性。急性气急伴胸痛常提示肺炎、气胸、胸腔积液，应注意肺栓塞，左心衰患者常出现夜间阵发性端坐呼吸困难。慢性进行性气急见于慢性阻塞性肺疾病、弥散性肺间质纤维化疾病。支气管哮喘发作时，出现呼气性呼吸困难，且伴哮鸣音，缓解时可消失，下次发作时又复出现。呼吸困难可分吸气性、呼气性和混合性三种。如喉头水肿、喉气管炎症、肿瘤或异物可引起上气道狭窄，出现吸气性喘鸣音；哮喘或喘息性支气管炎可引起下呼吸道广泛支气管痉挛，出现呼气性哮鸣音。

（五）胸痛

肺和脏层胸膜对痛觉不敏感，肺炎、肺结核、肺栓塞、肺脓肿等病变累及壁层胸膜时，方发生胸痛。胸痛伴高热，考虑肺炎。肺癌侵及壁层胸膜或骨，会出现隐痛，且持续加剧，甚至如刀割样痛。亦应注意与非呼吸系统疾病引起的胸痛相鉴别，如心绞痛，纵隔、食管、膈和腹腔疾患所致的胸痛。

（六）体征

由于病变的性质、范围不同，胸部疾病的体征可完全正常或出现明显异常。气管、支气管病变时以干湿啰音为主；肺部炎变时有呼吸音性质、音调和强度的改变，如大片炎变呈实变体征；胸腔积液、气胸或肺不张时可出现相应的体征，伴有气管的移位。胸部疾患可伴有肺外的表现，常见的有支气管一肺和胸膜化脓性病变的杵状指（趾）；某些支气管肺癌所致的肺性骨关节病、杵状指，还有因异位内分泌综合征所致的副癌综合征。

三、呼吸病常见的病因

随着科学技术和医学事业的发展，人们不仅仅满足于对疾病的诊治，更加注重的是如何预防疾病、维护和恢复呼吸功能，延年益寿，提高生活质量。国内外均订立《环境保护法》，将每年 5 月 31 日定为“世界无烟日”，以改善环境质量。但这只是个开始，呼吸康复医疗的基础理论和技术尚待深入研究，21 世纪将是一个呼吸康复医学发展的时代。呼吸病患者该如何进行保健呢？中医学几千年来的实践，已形成了中医呼吸病保健体系。

中医学认为“天人相应”，即人生存在于天地之间，人有五脏、六腑、筋骨、血脉、经络、皮毛，乃为小宇宙，天有日月星辰，乃为大宇宙，亦称之为“天人合一”。《内经》云“肺气通于天”。

1. 风

风为春令之主气，然四时均有。正常情况下称之为风气，反常或逢人体虚而致病者则谓之风邪。风邪全年皆可伤人。《素问·风论》云“风者善行而数变”“风邪上受，易犯肺卫”，也说明外风致病与肺系病的形成关系较为密切。风邪可单独致病，但更常为六淫、杂气致病之先导，故有“风为百病之长”之说。

2. 寒

寒邪有内、外之分。外寒系指由口鼻、肌表而入者，常称之为“伤寒”。外寒为冬令主气，但夏秋之季也不乏感受寒邪者。“形寒饮冷伤肺”，即是说寒邪最易致肺系病的发生。

3. 湿

湿为长夏主气，系指空气中湿度偏重而言。湿邪亦有内、外之分。一般而言，湿邪致肺系病，以内湿为主。如脾湿生痰，凡肺之痰饮皆与之相关。肺系病中主要表现为痰液、鼻涕稠浊或秽浊。如肺痈之咳痰如米粥，急性鼻炎、肥厚性鼻炎等鼻涕稠浊。

4. 热

热为夏令之主气，即自然界气温偏高。虽于夏季易感，然若春温而热、秋凉而温燥、冬寒而反温，亦可致热邪感人生病。或有素嗜辛辣烟酒，或痰湿、瘀血积久化热，均可形成内热之证。各种肺炎、急性鼻炎、咽喉炎、扁桃体炎、急性气管或支气管炎等因热邪所致者甚为多见。各种急性发热性呼吸病，如肺炎链球菌肺炎、葡萄球菌肺炎、军团病肺炎、肺脓肿等，其疾病进展过程中常会出现因热邪而致的气阴两虚证。火热之性炎上，既指临床所见之热势弛张、向外发散（如发热、灼热、躁热）等征象，亦指火热之邪具有向上升腾、致病肿痛的特点。如急性扁桃体炎、急性咽喉炎等，即由火性炎上的特点所致。

5. 风温和温毒疠气

风温和温毒疠气是一种“非风、非寒、非暑、非湿”的异气，是一种具有强烈传染性的致病因素，一般以冬、春季常见，如吴有性所说“此气之来，无论老少强弱，触之者即病。邪自口鼻而入……”“温邪上受，首先犯肺”。陈平伯《外感温病篇》中曰:“风温为病,春月与冬季居多,或恶风或不恶风,必身热,咳嗽,烦渴。”

2003年冬季始在我国香港和广东首先发现并继而波及全国20多个省市自治区和世界100多个国家的非典型肺炎即是此类致病因素作用的典型。作为一种全新的疾病,尽管中医医籍中无此病的确切论述,但遵循“辨证论治”和“审证求因”的原则,与其相关的病因病机及治疗的描述可以作为参考,亦成为国家中医药管理局制订中医药防治非典型肺炎规范的依据。

此邪致病对肺系的影响如《灵枢·五乱》中所述:“清浊相干,乱于胸中……乱于肺则俯仰喘喝,接手以呼。”或如《素问·阴阳别论》所论:“阴气干内,阳气扰外,魄汗未藏,四逆而起,起则熏肺,使之喘鸣。”症状方面,《素问·刺热》曾描述肺热病的临床症状:“先淅然,厥起毫毛,恶风寒,舌上黄,身热。热争则喘咳,痛起胸膺背,不得太息。头痛不堪,汗出而寒。”另外,《灵枢·五阅五使》中曰:“肺病者,喘息鼻张。”其症状与风温疫毒所致者类似。

6. 虫蛊(瘵虫)

虫蛊概言之即指寄生虫,或分而言之则“虫”为寄生虫,而“蛊”即蛊毒。多因摄食为寄生虫所污染之食物,或接触含蛊毒之疫水而感染。如肺吸虫病,即因生食或半生食含有肺吸虫活囊蚴的蟹、蝲蛄、沼虾、水生昆虫红娘华等而感染,临床可见咳嗽、胸痛、咳棕红色果酱样痰等症状。而肺血吸虫病,则是因皮肤接触疫水而致。此外,肺、胸膜阿米巴病及卡氏肺囊虫病等,亦因寄生虫感染所致。瘵虫在《千金方》中则称之为“肺虫”,后世亦有称之为“痨虫”者。瘵虫具有明显的传染性。其作为病因概念与现代医学之结核杆菌相当。主要引起肺结核及肺外结核病症。临床表现为潮热、盗汗、消瘦、咳嗽、咯血等症状。

7. 秋燥

燥为秋季主气,系指空气中湿度小而言。若于秋令感邪生病,则多系燥邪所致。凡秋初夏热之气犹未尽退,且久晴无雨,秋阳以暴,多为燥与热相合客犯人体,其病则属温燥。凡深秋近冬之际,秋风肃杀,燥邪常与寒邪合犯人体,其病便是凉燥。肺为“娇脏”,其性喜润恶燥,且燥邪伤人多从口鼻而入,故燥邪最易伤肺。燥邪伤肺,致肺燥津伤,使肺之宣发肃降功能失职,从而见干咳少痰,或痰黏难咯,或痰中带血以及喘息胸满等症。如发生于秋季之上呼吸道感染、支气管炎、支气管扩张等。

8. 痰饮

这是中医学特有的致病因素之一。痰饮属继发性致病因素之一。即是因病而形成的病理产物,积于体内又引起各种病证。痰饮主要因人体水液代谢失常所致。肺、脾、肾、三焦等脏腑功能的协调正常,是体内水液代谢生理状态得以维持的基本保证。凡外感六淫、内伤七情、饮食失宜、劳倦太过以及感染疫毒虫蛊等,均可致肺、脾、肾、三焦等脏腑生理功能失常,而导致痰饮形成。

9. 劳倦

劳倦或谓过劳,主要包括劳力、劳心、房劳三个方面,其中以劳力与肺系疾病的发生、发展最为有关。劳力过度系指形体劳作的量及强度超过了机体所能适应和承受的范围。“劳则气耗”,形劳过度易致脾肺之气耗伤,出现体倦困乏,少气懒言,喘息汗出等。至于劳心、房劳,均可作为引起肺系病的间接原因。劳损日久而成疾,如肺结核、慢性支气管炎、肺气肿、肺心病等,可因劳倦太过而诱发或加重。

10. 瘀血

瘀血系指脉道不畅、血流阻滞或血质稠浊、血流缓涩而言。肺主一身之气,肺气正常则血行无碍;又肺朝百脉,全身脉道能否通畅,亦与肺的功能正常密切相关。可见呼吸系统疾病与瘀血的关系密不可分。如胸廓受外伤,或内伤致脉络瘀滞,可致肺的宣肃功能失常,而见咳嗽、喘气、胸痛、咯血等;若肺脉瘀阻,日久化热,则症见低热或潮热;若寒滞肺络,血不周行,而爪甲、口唇青紫可见;若脉道阻络,以致血溢脉外,可见咯血、衄血等。

11. 情志

情志作为致病因素之一,系指过度及过久的情绪变化会造成相关脏腑的功能紊乱,继而形成疾病。五志属五脏,就肺而言,其在志为悲,所谓“悲哀太甚则伤肺”。这是因为悲(忧或哀)太过,易耗伤肺气,而临床表现为叹息饮泣,气短懒言，精神萎靡，意志消沉等。由于悲哀之志太过，可能降低肺的防御功能，从而使肺的易感性增加，致使某些呼吸病复发、加重或其康复受影响。然而其他情志的过激亦可伤害肺，如过怒伤肝，肝气侮肺而致肺络出血；过喜伤心，心气涣散而使肺主无力，出现相关症状。

12. 体质因素

中医学特别强调人体正气在生命活动中的作用。《素问遗篇·刺法论》中所谓"正气存内，邪不可干"；正不胜邪，病邪乘虚而入，机体的阴阳平衡遭到破坏，疾病由此而生，此即《素问·评热病论》中所说"邪之所凑，其气必虚"。人体正气的强弱，与体质因素有密切关系。

13. 吸烟

现代医学认为吸烟可抑制肺的防御功能。在吸烟者中下呼吸道感染比较多。吸烟所形成的烟雾，其中含有 20 多种化学物质。如烟碱(尼古丁)、一氧化碳、丙烯醛、氰化物等，对呼吸系统有刺激和毒性损坏作用。

14. 空气污染(粉尘)

空气污染系现代工业化社会生活中的一种越来越被重视的有害人体健康的因素。"肺气通于天"，大气是人类生存的重要环境之一，大气成分的正常是维持人体功能正常和保证健康的必要条件。由于各项生活和生产活动而排放多种气体、烟雾、粉尘，可使大气遭受污染。当这些排放物超过了大气的自净能力，达到一定的限度时，就会危及人类的生活和健康，尤其对呼吸系统的影响最为突出。

四、常用保健方法

(一)戒烟

烟草是一种毒物，对人体有害无益。明代《滇南本草》认为它"辛热，有大毒"；《本草从新》也认为："今人患咽风咽痛、嗽血、失血、失音之症甚多，未必不由嗜烟所致，耗血损年，卫生者宜远之。"科学研究也证实，烟草燃烧时产生的烟雾中有害成分达 1000 多种，其中对人体健康危害最严重的有 20 余种。这些有害物质反复刺激气管黏膜，使黏膜充血，分泌物增加，引起咳嗽和咳痰，破坏呼吸道的纤毛和黏膜，使呼吸道的防卫功能受到损害；另外，由于烟雾的毒害，使人体内一些具有免疫功能的细胞，如淋巴细胞、吞噬细胞受到严重伤害，致使免疫功能降低。在这种情况下，细菌感染便会造成支气管炎。如果久治不愈，反复发作，就会变成慢性支气管炎。慢性支气管炎如不及时戒烟，不进行有效的治疗，反复发作可导致慢性支气管阻塞，呼吸不畅，长此下去就可能发展成肺气肿、肺动脉高压，最后发展为肺源性心脏病。吸烟也可以导致癌症。统计资料证明，吸烟者患口腔癌、喉癌、食管癌、肝癌、胃癌、膀胱癌等的机会比不吸烟者高50%。40岁常年吸烟人的肺，同75～80岁不抽烟人的肺差不多。资料显示，长期每日吸烟20支的人，其寿命比不吸烟者短8～9年。因此，吸烟是人类健康的大敌，应大力提倡戒烟。调查发现，戒烟10年以上者肺癌发病率比继续吸烟者减低一半以上，戒烟15年后肺癌发病率下降到基本和不吸烟的人一样。

（二）运动

研究证明，适当的运动，如打太极拳、八段锦，跑步，散步及跳舞等运动能改善呼吸系统的功能，尤其能改善肺活量的减低。肺活量改善，可使全身的含氧量增加；氧气充足，就可使人的精神饱满，记忆力增强，工作效率高。但运动量要因人而异，要适度。一般而言，是指进行一定强度的运动锻炼后，自我感觉良好，休息10分钟后，运动后增快的心率能恢复到运动前的水平。呼吸保健操和耐受锻炼对改善呼吸系统的功能也是十分有益的。其具体做法是：

1. 腹式呼吸

吸气时腹部突出，呼气时腹肌收回，开始练习时可一手放在胸部，一手放在腹部。当吸气时放在腹部之手随呼吸上下移动，而胸部之手不动。待逐步掌握腹式呼吸后，手可离去。亦可用双手压迫腹部随呼吸加以练习。

2. 压胸呼吸

两臂上举吸气，两手叉腰，大拇指朝后，其余四指压住侧肋骨底部，躯干前倾呼气。或两臂上举吸气，双手向下，躯干前倾呼气。

3. 内养功

取坐位或卧位，下颌部稍向下收，两眼微闭，思想集中排除杂念，自然呼气加腹式呼吸，有意识地放慢呼吸频率。

（三）预防感冒

感冒的预防要注意气候的变化，及时增减衣被。流感流行时，应避免和患者接触，也不要去公共场所。若无法避免时，可将麻油涂鼻孔中，同时用纸捻探鼻腔取嚏，以排除病邪。对于体质太弱或超高龄老人无力锻炼而又经常感冒者，可服用人参、黄芪或玉屏风散，或肌注黄芪注射液。但预防感冒的关键在于锻炼身体、延缓衰老，提高机体的免疫力。下面介绍数种预防感冒的方法：

1. 防感冒按摩

这是一种简便的自我按摩方法。其按摩部位、手法和重复次数可因人而异，在相应穴位上按摩还可提高效果。防感冒按摩的手法主要在于改善头面部和鼻部的淋巴和血液循环，提高局部抗病能力。按摩手法有：

(1)按揉迎香穴：迎香穴属于手阳明大肠经，位于鼻翼外缘沟，即鼻翼外5分处，主治鼻塞、多涕等。用两手中指指腹紧紧按揉迎香穴，做顺、反时针方向按摩各16～32次。得气感为局部酸胀明显，并向鼻梁部放散。按摩后常很快感呼吸通顺。

(2)擦鼻两侧：鼻是呼吸道的第一道防线，起洁净、湿润和加温的作用。擦鼻有助于改善鼻部的血液循环，提高鼻道防御功能。方法为：两手拇指根部掌面的大鱼际肌或两侧下擦至迎香穴。可两手同时，也可一上一下进行。各擦16～32次。摩擦时用力要适中，过重可使鼻黏膜充血明显，反而加重鼻塞症状，过轻则无效。一般摩擦后感局部微热，呼吸通畅。

(3)按太渊穴：太渊穴属于手太阴肺经的原穴，位于腕桡侧横纹头，即桡侧腕屈肌腱的外侧拇长展肌腱的内侧，应避开桡动脉。用拇指指腹紧按穴位做顺、反时针按摩各16～32次，左、右侧交替进行。得气感为酸、胀、麻，沿经络向上、下放射。

(4)浴面拉耳：主要为摩擦脸面和耳部。脸面部血液循环的改善，可进一步加强鼻道防御功能。耳为经络的总汇所在，耳垂相当于头面部器官的投影所在，按摩该部有助于改善和调节头面部器官的功能，有防感冒效果。方法：两手掌互搓致热，两手掌紧贴额前发际，自上向下擦至下颌部，然后沿下颌分擦至两耳，用拇、示指夹住耳垂部，轻轻向外拉2～3次，再沿耳向上擦至两侧颞部，回至前额部，重复16次。最后两手掌窝成杯状，掩盖鼻孔，呼吸10次，做上述治疗后，常感脸面和耳垂发热或发红，有舒适感。

(5)捏风池穴：风池属足少阳胆经，位于枕骨下发际，胸锁乳突肌和斜方肌止点之间的凹陷处。方法：用两拇指指腹紧按该穴，其他各指分别置于头顶部，做顺、逆时针方向按摩各16次，或用一手的拇、食指分别按两侧的风池穴，作按捏16次。得气感为局部酸、胀、热明显，并向下方放散。然后，用手掌在颈项部做左右按摩16次。

2. 冷水洗脸

先从温热水和夏季开始，以后逐渐降低水温并坚持至秋、冬、春季。习惯后，还可增加冷水擦上胸和颈项、上背部，常能提高机体对寒冷的适应性，提高抗感冒能力。若和防感冒按摩同时进行，则常能取得更好的效果。

3. 食醋熏蒸

在感冒流行期间，室内应用食醋50～100克，隔水煮蒸并紧闭门窗半小时，对预防感冒有利。

4. 盐水漱口

喉咙肿痛的感冒，最初是喉咙发痒，这时马上用浓盐水漱口，每隔10分钟漱一次口便有效。

5. 祛除寒气

当背部感到一阵阵寒气时，这往往是感冒的预兆，可穿件厚背心，或用暖壶放在背上，静坐20～30分钟，直到身上出微汗。

(四)保持呼吸道通畅

老年人呼吸肌无力，或有呼吸道感染，痰黏稠不易咯出，易导致呼吸道不畅，加重气短或呼吸困难。最好的祛痰方法是多饮水，因老人害怕夜尿多而不敢饮水，从而使痰液黏稠，不易咳出。应鼓励老人多饮水(上午多饮，下午少饮，晚上不饮，可防止夜尿过多，妨碍睡眠)。其次可选用祛痰药如中药桔梗、远志、半夏、竹沥等，从而使痰液变稀，支气管痉挛解除，痰易于咳出。除非咳嗽太重，影响休息，一般不宜服用止咳药。细致的护理、翻身、拍背，找到合适的卧位，每日行体位引流排痰，甚至用导管刺激咽喉，导致咳嗽，有利于将痰咳出或吸出，这些都是十分重要的。为避免上消化道食物等吸入气管，最好进食勿饱，睡前勿进食，取头高右侧卧位；吞咽功能不全、进食发呛的老人，为免进食呛入气管，需要时应下胃管鼻饲。

(五)温化湿化呼吸道

北方冬季气候干寒，易患呼吸道感染，吸入空气的充分湿化，对维持呼吸系统的生理功能极为重要。湿化的空气有助于保护气管和支气管黏膜不因干燥而遭破坏，可提高纤毛活动及清除分泌物和异物的能力。正常人体肺泡温度为37℃，相对湿度为100%，上呼吸道每日蒸发水量达500毫升之多，在室温下，即使吸入含饱和水蒸气的空气，如不在气道中进一步湿化，到达肺泡后也会变成不饱和。如吸入干燥氧气，为达到37℃时水蒸气的饱和状态，每升气体必须加入44毫克水，才能吸入后不感觉干燥，达到湿化的目的。目前医院及市场上均有多种样式的湿化或雾化装置可以选购，使吸入气体温化湿化后经口鼻再吸入。一般水温越高，蒸发面积越大，湿化量也就越大，一般要求24小时湿化量200～500毫升，湿化水温度60～70℃，吸入气体温度不超过40℃，否则将对纤毛运动产生不利影响，过高的温度还可造成呼吸道烫伤。

(张念志　彭　波)

第二章　感　　冒

感冒是我们最为常见的疾病。如果你某天早晨起来，发现自己脑袋发懵、鼻塞、咳嗽、喷嚏、头痛、发热、浑身疼痛不适，那你一定是感冒了。感冒不易治疗，因为引起感冒的病毒会改变大小与形状，而且有上百种形式，使对付感冒的疫苗几乎无从制造。我们通常所说的感冒在现代医学上就是急性上呼吸道感染，那么什么是急性上呼吸道感染，又如何防治呢？

急性上呼吸道感染简称上感，为外鼻孔至环状软骨下缘包括鼻腔、咽或喉部急性炎症的概称。主要病原体是病毒，少数是细菌。发病不分年龄、性别、职业和地区，免疫功能低下者易感。通常病情较轻、病程短、可自愈，预后良好。但由于发病率高，不仅影响患者的工作和生活，有时还可伴有严重并发症，并具有一定的传染性，所以应积极防治。

上感是人类最常见的传染病之一，多发于冬春季节，多为散发，且可在气候突变时小规模流行。主要通过患者喷嚏和含有病毒的飞沫经空气传播，或经污染的手和用具接触传播。引起上感的病原体大多为自然界中广泛存在的多种类型的病毒，同时健康人群亦可携带，且人体对其感染后产生的免疫力较弱、短暂，病毒间也无交叉免疫，故可反复发病。

【病因】

急性上感有70%～80%是由病毒引起，包括鼻病毒、冠状病毒、腺病毒、流感和副流感病毒以及呼吸道合胞病毒、埃可病毒和柯萨奇病毒等。另有20%～30%的上感为细菌引起，可单纯发生或继发于病毒感染之后，以口腔定植菌溶血性链球菌为多见，其次为流感嗜血杆菌、肺炎链球菌和葡萄球菌等，偶见革兰阴性杆菌。但接触病原体后是否发病，还取决于传播途径和人群易感性。淋雨、受凉、气候突变、过度劳累等可降低呼吸道局部的防御功能，致使原存的病毒或细菌迅速繁殖，或者直接接触含有病原体的患者喷嚏、空气以及污染的手和用具诱发本病。老幼体弱，免疫功能低下或有慢性呼吸道疾病如鼻窦炎、扁桃体炎者更易发病。

【诊断依据】

急性上呼吸道感染的诊断见以下几点：①常见于寒冷季节或气候骤变时。②发病急，早期有咽喉干痒，喷嚏，鼻塞，流清鼻涕，有时咳嗽、咽痛、声嘶、流泪；全身症状轻，有全身不适，恶寒发热，头痛，头昏，四肢、腰背酸痛等。③查体可见鼻黏膜充血、水肿及较多分泌物，咽部轻度充血。④血常规示病毒性感染时白细胞计数多正常或减少，淋巴细胞比例升高；细菌性感染时可见白细胞计数与中性粒细胞增多和核左移现象。

【临床表现】

急性上呼吸道感染在临床表现上，可以分为以下几种类型：

（一）普通感冒

为病毒感染引起，俗称“伤风”，又称急性鼻炎或上呼吸道卡他。起病较急，主要表现为鼻部症状，如喷嚏、鼻塞、流清水样鼻涕，也可表现为咳嗽、咽干、咽痒或烧灼感甚至鼻后滴漏感。咽干、咳嗽和鼻后滴漏感与病毒诱发的炎症介质导致的上呼吸道传入神经高敏状态有关。2～3 天后鼻涕变稠，可伴咽痛、头痛、流泪、味觉迟钝、呼吸不畅、声嘶等，有时由于咽鼓管炎致听力减退。严重者有发热、轻度畏寒和头痛等。体检可见鼻腔黏膜充血、水肿、有分泌物，咽部可为轻度充血。一般经 5～7 天痊愈，伴并发症者可致病程迁延。

（二）急性病毒性咽炎和喉炎

由鼻病毒、腺病毒、流感病毒、副流感病毒、肠病毒以及呼吸道合胞病毒等引起。临床表现为咽痒和灼热感，咽痛不明显。咳嗽少见。急性喉炎多由流感病毒、副流感病毒及腺病毒等引起，临床表现为明显声嘶、讲话困难，可有发热、咽痛或咳嗽，咳嗽时咽喉疼痛加重。体检可见喉部充血、水肿，局部淋巴结轻度肿大和触痛，有时可闻及喉部的喘息声。

（三）急性疱疹性咽峡炎

多由柯萨奇病毒A引起，表现为明显咽痛、发热，病程约为1周。查体可见咽部充血，软腭、腭垂、咽及扁桃体表面有灰白色瘢疹及浅表溃疡，周围伴红晕。多发于夏季，多见于儿童，偶见于成人。

（四）急性咽结膜炎

主要由腺病毒、柯萨奇病毒等引起。表现为发热、咽痛、畏光、流泪、咽及结膜明显充血。病程4～6天，多发于夏季，由游泳传播，儿童多见。

（五）急性咽扁桃体炎

病原体多为溶血性链球菌，其次为流感嗜血杆菌、肺炎链球菌、葡萄球菌等。起病急，咽痛明显，伴发热、畏寒，体温可达39℃以上。查体可发现咽部明显充血，扁桃体肿大、充血，表面有黄色脓性分泌物。有时伴有颌下淋巴结肿大、压痛，而肺部查体无异常体征。

上呼吸道病毒感染由于目前尚无特效抗病毒药物，以对症处理、休息、忌烟、多饮水、保持室内空气流通、防治继发细菌感染为主。对症治疗可选用含有解热镇痛及减少鼻咽充血和分泌物的抗感冒复合剂，如对乙酰氨基酚、复方阿司匹林等；如有细菌感染，可根据病原菌选用敏感的抗菌药物。

【中医认识】

急性上呼吸道感染属于中医“感冒”范畴，前人对本病有较详细的论述。

本病四季均可发生，尤以冬春两季为多。病情轻者多为感受当令之气，称为伤风、冒风、冒寒；病情重者多为感受非时之邪，称为重伤风。在一个时期内广泛流行、病情类似者，称为时行感冒。

早在《内经》中即有外感风邪引起感冒的论述，如《素问・骨空论》中说：

“风者百病之始也……风从外入，令人振寒，汗出头痛，身重恶寒。”《素问·风论》中也说：“风之伤人也，或为寒热。”汉代张仲景在《伤寒论·辨太阳病脉证并治》篇中论述太阳病时，以桂枝汤治表虚证，以麻黄汤治表实证，提示感冒风寒有轻重的不同，为感冒的辨证治疗奠定了基础。感冒病名出自北宋《仁斋直指方·诸风》篇，该书在“伤风方论”中引用《和剂局方》参苏饮时谓其“治感冒风邪，发热头痛，咳嗽声重，涕唾稠黏”。元代朱丹溪在《丹溪心法·中寒二》中提出：“伤风属肺者多，宜辛温或辛凉之剂散之。”明确本病病位在肺，治疗应分辛温、辛凉两大法则。及至明清，多将感冒与伤风互称，并对虚人感冒有进一步的认识，提出扶正达邪的治疗原则。至于时行感冒，隋代巢元方在《诸病源候论·时气病诸候》中即已提示其属“时行病”之类，具有较强的传染性。如其所说：“时行病者，春时应暖而反寒，冬时应寒而反温，非其时而有其气。是以一岁之中，病无长少，率相近似者，此则时行之气也。”即与时行感冒密切相关。至清代，不少医家进一步认识到本病之发生与感受时行之气相关，林佩琴在《类证治裁·伤风》中明确提出了“时行感冒”之名。徐灵胎在《医学源流论·伤风难治论》中说：“凡人偶感风寒，头痛发热，咳嗽涕出，俗谓之伤风……乃时行之杂感也。”指出感冒乃属触冒时气所致。

感冒是因六淫、时行之邪，侵袭肺卫，以致卫表不和，肺失宣肃而为病。

由于四时六气的不同，以及体质的差异，故感冒的临床表现有风寒、风热、暑湿三证。若感受风寒湿邪，则皮毛闭塞，邪郁于肺，肺气失宣；感受风热暑燥，则皮毛疏泄不畅，邪热犯肺，肺失清肃。如感受时行病毒则病情多重，甚或有变生他病者。在病程中且可见寒与热的转化或错杂。

一般而言，感冒预后多良好，病程较短而易愈，如因感冒诱发其他宿疾而使病情恶化者，其预后又当别论。对老年、婴幼儿、体弱患者以及时感重症，必须加以重视，防止发生传变，或同时夹杂其他疾病。

中医是如何治疗急性上呼吸道感染的呢？首先是对疾病进行辨证分型。辨证要点：①辨证依据。感冒初起一般多见鼻塞声重，喷嚏流涕，恶风，急则恶寒发热，头痛身楚，咳嗽咽痛，肢节酸痛等。病程 1～2 周。由于感邪有轻有重，正气强弱不同，四时六气有别，故症状既有微甚，脉象亦各有差异。②辨不同兼夹。感冒多见兼夹之症，须详加辨认。夹湿者多见于长夏季节，以身热不扬，头重如裹，骨节痛重，胸闷，口淡或甜等为特征；夹燥者多见于秋季，以身热头痛，鼻燥咽干，咳嗽无痰或少痰，口渴等为特征；夹食者多见于儿童，以身热，胸脘胀闷，纳呆泛恶，腹泻苔腻等为特征。③辨虚实寒热。本病为邪犯肺卫，故有表寒、表热、表实、表虚的不同。若恶寒重，发热轻，无汗，苔薄白，脉浮紧等为表寒、表实证；若恶寒轻，发热重，少汗或有汗，咽喉肿痛，苔薄黄，脉浮数为表热证；若发热，头痛，恶风，汗自出多者为表虚证。

由于感冒的病位在卫表肺系，治疗应因势利导，从表而解，遵《素问·阴阳应象大论》中"其在皮者，汗而发之"之义，采用解表达邪的治疗原则。风寒证治以辛温发汗；风热证治以辛凉清解；暑湿杂感者，又当清暑祛湿解表。本病邪在肺卫，属表实证，因感受四时六气及人体禀赋素质的不同，故临床表现的证候有风寒、风热以及夹湿、夹暑、夹燥、夹虚的差异。在病程中可见寒热转化或寒热错杂。一般常分为以下八大类型。

1. 风寒束表

主症：恶寒重，发热轻，无汗，头痛，鼻塞声重，喷嚏，咳嗽，肢节酸痛，痰稀薄色白，口淡不渴，舌苔薄白而润，脉浮或浮紧。

2. 风热犯表

主症：发热，微恶寒，汗出不畅，头胀痛，咳嗽，痰黄稠，鼻塞，流稠涕，口渴欲饮，咽喉红肿疼痛，舌苔薄白微黄，脉浮数。

3. 暑湿袭表

主症：见于夏季，身热，微恶风，汗少，头昏胀痛，肢体酸痛，咳嗽痰黏，鼻流浊涕，心烦口渴，或口中黏腻，渴不多饮，胸闷泛恶，舌苔薄黄腻，脉濡数。

4. 燥邪犯表

主症：恶寒微热，咳嗽无痰，头身疼痛，鼻燥少涕，口燥咽干，喉痒，舌苔薄白或薄黄，少津，脉浮。

5. 气虚外感

主症：恶寒发热，身楚恶寒，头痛鼻塞，咳嗽痰白，咳痰无力，倦怠乏力，气短懒言，舌淡苔薄白，脉浮无力。

6. 血虚外感

主症：头痛身热，微恶寒，无汗或少汗，面色无华，唇甲色淡，头晕心悸，舌淡苔白，脉细或浮而无力。

7. 阴虚外感

主症：微恶风寒，无汗或微汗，头痛身热，头晕心烦，干咳痰少，或痰中带血丝，口渴咽干，手足心热，舌红，苔少，或剥脱，或无苔，脉细数。

8. 阳虚外感

主症：恶寒重，发热轻，甚则蜷缩寒战，头身疼痛，面色淡白无华，语言低微，鼻塞流涕，四肢不温，咳嗽，咳吐稀薄痰涎，舌淡胖苔白，脉沉细无力。

一般而言，感冒属轻浅之疾，只要能及时而恰当地治疗，可以较快痊愈。但对老人、婴幼、体弱患者及时感重症者，必须加以重视，防止发生传变，或夹杂其他疾病。此外，病情之长短与感邪的轻重和正气的强弱有关。风寒易随汗解；风热得汗，未必即愈，须热清方解；暑湿感冒较为缠绵；而虚体感冒则可迁延或易复感。

有并发症和夹杂症者应适当兼顾。感冒病在卫表，一般无传变，但老人、婴幼儿、体弱或感受时邪较重者，可见化热入里犯肺，逆传心包（如并发肺炎，流感的肺炎型、中毒型）的传变过程，当以温病辨治原则处理。

原有宿疾，再加新感，当据其标本主次，适当兼顾。小儿感冒易夹惊、夹食。夹惊者酌配钩藤、薄荷、蝉衣、僵蚕、石决明等熄风止痉；夹食者加神曲、山楂、莱菔子、谷芽、麦芽等消导之品。

【中医保健措施】

一、未病先防

感冒虽不算什么大病，但不注意防治可能引发其他多种疾病，所以有人称感冒为“百病之源”。

本病重在预防，隔离传染源有助于避免传染。加强锻炼、增强体质，生活饮食规律、改善营养，避免受凉和过度劳累，有助于降低易感性，是预防上呼吸道感染最好的方法。年老体弱易感者应注意防护，上呼吸道感染流行时应戴口罩，避免在人多的公共场合出入。

（一）合理膳食

饮食宜清淡，少食膏粱厚味之品（易化生积热），所以在日常生活中，做一些简单、美味的小药膳，对预防流感也有帮助。

二白汤：葱白 15 克，白萝卜 30 克，香菜 3 克。加水适量，煮沸热饮。

姜枣薄荷饮：薄荷 3 克，生姜 3 克，大枣 3 个。生姜切丝，大枣切开去核，与薄荷共装入茶杯内，冲入沸水 200～300 毫升，加盖浸泡 5～10 分钟趁热饮用。

桑叶菊花水：桑叶 3 克，菊花 3 克，芦根 10 克。沸水浸泡代茶频频饮服。

薄荷梨粥：薄荷 3 克，带皮鸭梨 1 个（削皮）、大枣 6 枚（切开去核），加水适量，煎汤过滤。用小米或大米 50 克煮粥，粥熟后加入薄荷梨汤，再煮沸即可食用，平时容易“上火”的人可吃。

鲜鱼腥草 30～60 克，蒜汁加醋凉拌。

鲜败酱草 30～60 克，开水焯后，蒜汁加醋凉拌或蘸酱吃。

鲜马齿苋 30～60 克，开水焯后，蒜汁加醋凉拌或蘸酱吃。

赤小豆、绿豆适量熬汤服用。

绿豆 60 克，生甘草（布包）6 克，生薏米 20 克，熬汤后去甘草包，服用。

若口鼻干燥较重，可以棉签蘸香油外涂，具有润燥的功用。

（二）药物预防

本病在流行季节更要积极防治。生活上应慎起居，适寒温，在冬春之际尤当注意防寒保暖，盛夏亦不可贪凉露宿。注意锻炼，增强体质，以御外邪。易患感冒者，可坚持每天按摩迎香穴，并服用防治方药。冬春风寒当令季节，可服贯众汤（贯众、紫苏、荆芥各 10 克，甘草 5 克）；夏令暑湿当令季节，可服藿佩汤（藿香、佩兰各 5 克，薄荷 1.5 克，鲜者用量加倍）；如时邪毒盛，流行广泛，可用贯众、板蓝根、生甘草煎服。此外，在流行季节，应尽量少去人口密集的公共场所，防止交叉感染。室内可用食醋熏蒸，每立方米空间用食醋 5～10 毫升，加水 1～2 倍，加热熏蒸 2 小时，每日或隔日 1 次，做空气消毒，以预防传染。

对于成人可以应用以下方法：

(1)药物组成：太子参 10 克，苏叶 6 克，黄芩 10 克，牛蒡子 10 克。

适用人群：素体虚弱，易于外感的人群。

煎服方法：每日 1 剂，清水煎。早晚各一次，3～5 剂为宜。

(2)药物组成：大青叶 5 克，紫草 5 克，生甘草 5 克。

功能：解毒清热。

适用人群：面色偏红，口咽、鼻时有干燥，喜凉，大便略干，小便黄者。

煎服方法：每日 1 剂，清水煎。早晚各一次，3～5 剂为宜。

(3)药物组成：桑叶 10 克，白茅根 15 克，金银花 12 克。

功能：清热宣肺。

适应人群：面色偏红，口咽、鼻时有干燥，喜凉，大便略干，小便黄者。

煎服方法：每日 1 剂，清水煎。早晚各一次，3～5 剂为宜。

(4)药物组成：苏叶 10 克，佩兰 10 克，陈皮 10 克。

功能：健脾化湿。

适应人群：面晦无光，常有腹胀，大便偏溏。

煎服法：每日 1 剂，清水煎。早晚各一次，3～5 剂为宜。

建议不同人群在执业医师的指导下使用，在感冒流行期间可连服 3～5 剂。

对于儿童则应用以下方法：

药物组成：藿香 6 克，苏叶 6 克，银花 10 克，生山楂 10 克。

功能：清热消滞。

适应人群：儿童易夹食夹滞者。此类儿童容易"上火"，口气酸腐，大便臭秽或干燥。

煎服方法：每日 1 剂，清水煎。早晚各一次，3～5 剂为宜。

(三)适量运动

通常掌握“三、五、七”的运动是安全有效的。“三”指每天步行3千米，时间30分钟以上。“五”指每周至少有5次的运动时间。“七”指中度运动，即运动到年龄加心率等于170左右最恰当。当然也有个体差异，请适当掌握。运动不可过度，以免造成不良影响或意外。早睡早起，加强室外活动、锻炼，多晒太阳（尤其是在冬天），提高抗病能力。运动养生中的“六字诀”“八段锦”“五禽戏”等功法，也都有以增强肺脏功能为目的的部分。

预防感冒“十字歌”：

开：黎明即起，开窗透气，室内清新，防感真谛；

洗：温水刷牙，冷水洗脸，热水洗脚，助您入眠；

漱：盐水漱口，早晚一次，口腔卫生，杀菌固齿；

饮：姜末红糖，开水冲泡，睡前一勺，可防感冒；

呼：身体站正，两臂平伸，深呼十次，吐故纳新；

搓：两掌伸直，对搓发热，按迎香穴，防感一术；

摩：上星风府，两个穴处，勤作按摩，酸麻为度；

熏：陈醋熏室，早晚一刻，杀菌消毒，流感逐出；

穿：入秋渐凉，莫急添裳，适当秋冻，耐寒防感；

练：清晨出走，锻炼身手，增强体质，安度秋冬。

(四)心理平衡

关键是要正确对待自己，正确对待他人，正确对待社会。助人为乐，知足常乐，自得其乐。感冒发生也常与精神心理因素关系密切，因而做到心理平衡，是预防感冒的一种最好的养生方法。

二、既病防变

(一)风寒束表

治法：辛温解表。

方剂：荆防败毒散加减。

组成：荆芥、防风、羌活、独活、柴胡、前胡、川芎、枳壳、茯苓、桔梗、甘草。

加减：表寒重者，加麻黄、桂枝以加强辛温散寒之力；咳嗽加杏仁、浙贝以化痰止咳；若风寒夹湿，加厚朴、苍术、陈皮以祛湿；夹痰浊者可加二陈汤以温化痰湿；夹气滞者，可加香附、苏梗以行气；夹食者加保和丸以消食导滞。

（二）风热犯表

治法：辛凉解表。

方剂：银翘散加减。

组成：银花、连翘、豆豉、牛蒡子、薄荷、荆芥穗、桔梗、甘草、竹叶、鲜芦根。

加减：头胀痛较甚者，加桑叶、菊花以清利头目；咳嗽痰多者，加杏仁、浙贝、栝楼皮以止咳化痰；咽喉红肿疼痛较甚者，加板蓝根、马勃、玄参以清热解毒利咽；夹湿者，加藿香、佩兰以芳化湿浊；口渴甚者，加生地、天花粉以生津止渴。

（三）暑湿袭表

治法：祛暑解表。

方剂：新加香薷饮加减。

组成：香薷、鲜扁豆花、厚朴、银花、连翘。

加减：暑热偏盛，可加黄连、山栀或黄芩、青蒿以清暑泄热。亦可配合鲜荷叶、鲜芦根；湿困卫表，可加豆卷、藿香、佩兰以芳香化湿，清宣卫表；里湿偏重，加白豆蔻、苍术、法半夏、陈皮化湿和中；里热盛而小便短赤者，加六一散、赤茯苓以清热利湿。

（四）燥邪犯表

治法：轻宣润燥。

方剂：凉燥者，杏苏散加减；温燥者，桑杏汤加减。

组成：杏苏散（杏仁、紫苏叶、橘皮、半夏、生姜、枳壳、桔梗、前胡、茯苓、甘草、大枣）；桑杏汤（桑叶、杏仁、沙参、浙贝、豆豉、山栀、梨皮）。

加减：恶寒无汗，加荆芥、防风以疏风解表；咽喉肿痛，加板蓝根、射干、玄参以清热解毒利咽；口渴甚，加鲜芦根、生地、天花粉以生津止渴；咳嗽痰黄，加知母、黄芩以清泄肺热。

（五）气虚外感

治法：益气解表。

方剂：参苏饮加减。

组成：党参、苏叶、茯苓、甘草、前胡、桔梗、枳壳、陈皮、杏仁、川芎。

加减：汗多，或经常感冒，加黄芪、白术、防风以益气固表。

（六）血虚外感

治法：养血解表。

方剂：葱白七味饮加减。

组成：葱白、干葛根、豆豉、生姜、麦冬、干地黄。

加减：恶寒重者，加苏叶、荆芥解表散寒；发热重者，加银花、连翘、黄芩等以清热解毒；有出血者，加阿胶、藕节、三七、白及清热止血。

（七）阴虚外感

治法：滋阴解表。

方剂：加减葳蕤汤加减。

组成：玉竹、葱白、桔梗、白薇、豆豉、薄荷、炙甘草、大枣、沙参、麦冬、玄参。

加减：表证较重者，加荆芥、防风以祛风解表；咳嗽咽干、咳痰不爽者，加牛蒡子、射干、栝楼皮以利咽化痰；阴虚明显，咽干口渴者，加沙参、麦冬以养阴生津；心烦较甚伴口渴者，可酌加黄连、栀子、竹叶、天花粉以清热生津除烦。

（八）阳虚外感

治法：助阳解表。

方剂：麻黄附子细辛汤加减。

组成：麻黄、附子、细辛。

加减：气短乏力，加人参、黄芪以益气；面唇紫黯，加当归、川芎、丹参以活血化瘀。

【病后保健】

一、生活调理

(1)注意休息。人本身就有自动治病的能力,西医管它叫免疫力,中医叫正气。休息好了,正气自足,感冒自然好得快。

(2)“虚邪贼风,避之有时”,及时增减衣物,以适寒温。

(3)保持室内空气流通,但避免对流风直吹患者。

(4)饮食不宜过饱,多吃青菜、蛋类和豆制品类食物,不宜吃过多冷饮,少吃油腻甜食。

二、环境保健

(1)洗:即冷脸热足法。早晨用冷水洗脸,晚上用热水泡脚,有助于提高身体的抗病能力。另外,要养成勤洗手的习惯,以减少沾染感冒病毒的可能性。

(2)漱:即盐水漱口法。每天早晚用淡盐水漱口 1 次,可杀死口腔病菌。

(3)动:即体育健身法。坚持户外活动,一星期至少要锻炼 3 次,每次 30~45 分钟,可以大大增强抗感冒能力。项目可因人而异,如散步、跑步、打球、做操、练太极拳、习剑、跳舞等。但锻炼不可过度,有研究证明,如果每次锻炼超过 1 小时,人体免疫力会下降,反而会增加患感冒的机会。

(4)通:即通风透气法。居室的窗户,每天至少要开 30 分钟,使室内通风透气,让感冒病毒随空气流动排到室外。

(5)晒:即勤晒被褥法。被褥要勤晒,被褥经阳光中的紫外线照射后起到杀菌作用。

(6)饮:即饮用姜茶法。用红糖或白糖 30 克、鲜姜末 3 克,开水冲泡,睡前饮用,能有效地防治感冒。

(7)熏:即食醋熏蒸法。每日用食醋在室内熏蒸 15~20 分钟,能杀除居室内的细菌病毒,保障健康。一般 10~15 平方米的房间用食醋 150 克,略添水加温至蒸发。

(8)滴:即米醋滴鼻法。在流感多发季节,用米醋兑水各半,装入滴鼻用的空瓶内,滴入鼻孔内数次,可杀死鼻腔内病毒。

(9)摩:即按摩穴位法。两手心相对,搓热后按摩迎香穴和涌泉穴,次数不限,舒服为度,早晚均可。

(10)穿:即科学衣着法。衣服不要穿得过多,不要过早穿棉衣,可提高身体的耐寒抗病能力;因劳动或运动出大汗后,勿在室外大量脱衣,避免伤风受凉。秋季日间温差较大,早晚要勤加衣。

(11)吃:即饮食均衡法。注意日常饮食营养的均衡,特别要多吃新鲜的蔬菜和水果,养成生食大蒜的习惯。

(12)服:即服药防范法。研究证实,维生素 E 能促进人体的免疫功能,每天服用 100～200 国际单位的维生素 E,对预防感冒有好处。另外,发现可能流行感冒时,提前饮感冒茶,可起预防作用。

(13)喝:即大量饮水法。饮水少,嗓子发干上火,就容易感冒。保持足够的体液可以保证免疫功能的正常发挥。

(14)消:即餐具消毒法。不洁的餐具也可能是个感染源,所以餐具最好每周用开水消毒 2～3 次。

(15)补:即鸡汤滋补法。鸡汤中富含蛋白质、维生素和矿物质,感冒而胃口不好的人,可以喝些清淡的低脂肪的鸡汤,以补充营养,更好地对抗感冒。

(16)睡:即睡个好觉法。美美地睡一整夜,可使人的免疫细胞保持充沛的活力,这是美国一家研究机构得出的结论。

(17)避:即拉开距离法。感冒流行时,要尽可能减少社交,少去公共场所。遇到患感冒的人咳嗽和打喷嚏时,最好离他们 1 米以外,或转过身去。

(18)呼:即呼吸锻炼法。集中精力,身体端正,两脚与肩同宽,两臂伸直深呼吸 10 数次,切忌憋气。

三、饮食调理

（一）饮食调护

1. 汤、粥类

感冒后，人的体质减弱，食欲降低，脾胃功能、消化能力也减弱，此时应选用含有丰富蛋白质而又容易消化的清淡、稀软食物，尽量避免食用各种油腻、辛辣、油炸等不好消化的食品，以利于减轻胃肠负担，如白米粥、小米粥、小豆粥、玉米面粥、煮得很烂的面条等，佐以酱菜、大头菜、榨菜或豆腐乳等各式小咸菜，清淡爽口，既能满足营养需要，又能增进食欲。

2. 水果、蔬菜

蔬菜、水果能促进食欲，帮助消化，补充因感冒后食欲不振而导致的维生素、各种微量元素和能量的缺乏。其中富含维生素 C、维生素 E 的食物包括番茄、苹果、葡萄、枣、草莓、甜菜、橘子、西瓜等。而胡萝卜、菠菜、芹菜、南瓜等含维生素 A 较多，豆芽、花生等含 B 族维生素较多。

3. 葱、姜、蒜

日常饮食中少不了葱、姜、蒜、辣椒等，这些东西不仅含有丰富的维生素等营养物质，还有消毒杀菌的功效，对感冒有辅助治疗作用。葱所含的挥发油主要成分为葱辣素，具有较强的杀菌或抑制细菌、病毒的功效，对伤风感冒引起的头痛、鼻塞颇有功效。生姜、大蒜、辣椒则能发散风寒、健胃、止咳、减轻头痛，还能减轻因胃寒引起的食欲减退和呕吐，但风热感冒患者要忌食。

4. 水

最易被人们忽视的就是感冒后需要多饮水。感冒后容易发热、出汗，体内丧失水分较多。多饮水不仅补充体内的水分，还可以促进血液循环，加速体内代谢废物的排泄，使体温得到及时散发。也可以适当喝点果汁如山楂汁、猕猴桃汁、鲜橙汁、西瓜汁等，这样能补充多种成分，一举多得。

5. 禁忌饮食

（1）烈酒：酒类，尤其是高度数烈性酒，可使全身血管扩张，兴奋大脑中枢，影响睡眠，引起头痛，降低抗病能力，使病情加重。

（2）浓茶饮：浓茶不仅影响感冒患者休息睡眠，茶叶中的某些成分还可对抗、降低或干扰解热镇痛药的药效。另外，一些治疗感冒的中成药的酸性或生物碱成分，容易与茶叶中的鞣酸产生沉淀反应，使药物变质失效。故在感冒治疗期间，最好不饮浓茶，更不要用浓茶水送药。

6. 感冒类型与食物性味

感冒的致病因素有风寒、风热、暑湿之分，一般冬季多易感风寒，春季多易感风热，多雨季节易感暑湿。食物与药物一样，有“四气、五味”的属性，不同类型的感冒，应选用不同的食物。如风寒感冒忌食生冷寒凉食物，如瓜果及冷饮等，否则使黏膜、血管收缩，加重鼻塞、咽痛等症状。风热感冒发热期，应忌食油腻及甘甜食品，因这些食品有碍脾胃之运化，生痰酿湿而引起咳嗽、咳痰；风热感冒恢复期，也不宜食辣椒、狗肉、羊肉等辛热食物，以免伤气灼津、助火生痰。暑湿感冒，除忌食肥腻外，还忌过咸食物如咸菜等，因过咸会刺激气管引起咳嗽加剧。

7. 常用饮品

（1）热柠檬水：柠檬榨汁，加入砂糖或蜂蜜，再加入温开水即成。感冒时一天喝热柠檬水500～1000毫升，可缓解症状，促进感冒痊愈。柠檬富含维生素C，具有抗菌、提高免疫力、协助骨胶原生成等多种功效，平时亦可多喝热柠檬水，尤其风热感冒时。

（2）洋葱煮黑糖：洋葱1/3颗切丝、黑糖少许、1碗水。以上用大火煮滚，小火再续煮10分钟。剩半碗温服。饮用一次即见效，饮用2～3次即痊愈。葱、豉、姜煮黑糖可发汗去寒。葱辛温入肺，能解表发汗，适合风寒型感冒；若有胸腹作痛，宜用青葱；多汗或有狐臭者忌用。事实上，豆豉也能治风寒感冒及心胸烦闷，所以中医师使用“葱豉汤”温阳发汗。此外，生姜辛温入肺、胃、脾经，能发散表寒、温胃止吐、化痰止咳，所以感冒风寒，有头痛、鼻塞、怕冷、想吐、冷咳者，亦可用姜加黑糖，如法炮制来喝。

（3）梅粉番茄汁：现榨番茄汁，如果嫌味道不够可口，可在榨番茄汁的同时，加一些新鲜的梅粉，因富含维生素C，可提高人体的免疫力。虽是人间美味，但梅粉番茄汁不宜多食。

(4)热可乐：可乐加热后饮用。据说，可乐原是古老的治感冒方，后来演变为可口的饮料。不过，可乐伤胃，使用此方宜渐进。现代人不乏喜爱长期饮用可乐者，由于可乐含糖较多，并含有咖啡因，会引起精神亢奋，日积月累还有引发骨质疏松之虞，故应多加注意。

(5)热水果茶：杨桃、柳丁或苹果等水果切丁，加水煮沸后，再转小火煮15～30分钟，趁热饮用。

(6)银花薄荷饮：银花15克，薄荷6克。先将银花加适量水煮15分钟，后下薄荷煮沸3分钟，倒出药液加适量白糖服用。

(7)菊花茶：菊花10克，开水冲泡，加白糖适量，代茶饮用。

(8)桑菊豆豉茶：桑叶、菊花各6克，豆豉3克，煎水饮用。

(9)绿豆茶：绿豆(捣烂)30克，绿茶(布包)3克，加水适量煎至半碗，去茶叶包后，加糖适量服用。

(二)中医食疗

中医的食疗具有简、便、廉的特点，其方法是把一些食用方便、价格低廉但又确有防治感冒作用的食物，根据自己的嗜好，有意选择一些种类多食，以达到防治感冒的目的。

常用的食疗食谱列举：

1. 西瓜番茄汁

【原料】西瓜500克，番茄200克。

【制法】西瓜(去皮，去籽)，用纱布绞挤汁液；番茄用沸水烫，剥去皮，去籽，也用纱布绞挤汁液，然后2汁合并。

【用法】代茶饮用。

【功效】清热生津，强身健体。适用于风热犯表证。

2. 苦瓜猪瘦肉汤

【原料】苦瓜250克，猪瘦肉50克。

【制法】将猪瘦肉洗净，切成片；将鲜苦瓜洗净，去瓤切块，备用。将猪瘦肉片放入汤锅中，加清水适量，用大火煮；煮沸后撇去浮沫改用小火煮；煮至七成熟时，放入苦瓜块，用精盐调好味，煮熟即成。

【用法】煮汤食，每日 2 次。

【功效】清暑除热，明目解暑。适用于感暑烦渴。

3. 鸡蛋苦参汤

【原料】鸡蛋 1 枚，苦参 10 克。

【制法】先将苦参水煎取汁，然后将鸡蛋打碎搅匀，用煮沸的药汁冲鸡蛋。

【用法】趁热服食，一般 3 次即可见效。

【功效】清热解表。适用于感冒风热型。

4. 菊花粥

【原料】菊花 15 克，粳米 60 克。

【制法】先将菊花研成细粉，取粳米加水煮粥，待粥将成时，调入菊花粉，稍煮一二沸即成。

【用法】稍温即服，汗出不畅者可热服。

【功效】疏散风热，明目，清热平肝。适用于风热感冒。高血压或头痛、目糊之患者也可常服。

5. 茅姜稀饭

【原料】白茅根 30 克，生姜 3 片，粳米 60 克。

【制法】先将白茅根煎取药汁，去渣，加入粳米煮粥，待粥将成时，再加生姜，稍煮一二沸即成。

【用法】待温分次频服，如当发汗者应热服。

【功效】疏风清热。适用于感冒肺胃不和证。

6. 杏菊饮

【原料】杏仁、菊花各 6 克。

【制法】将杏仁打碎，与菊花一起放入杯中，用沸水冲泡。

【用法】代茶饮用。

【功效】疏风散热。适用于上呼吸道感染风热型，症见头痛恶风，咳嗽咽干，鼻流浊涕等

7. 紫苏叶粥

【原料】紫苏叶 12 克，粳米 100 克。

【制法】紫苏叶 12 克加水 200 毫升，煎至 100 毫升，去渣留汁，另取粳米洗干净，再加水 300 毫升，煮至米花汤稠为度。

【用法】食时加糖或蜂蜜稍许。早、晚各 1 次温服，3～5 天为 1 个疗程。

【功效】疏风散寒，发散解表。适用于风寒型感冒。

8. 荷叶绿豆粥

【原料】绿豆 30 克，鲜荷叶 1/4 张，粳米 100 克。

【制法】绿豆 30 克、鲜荷叶 1/4 张加水 200 毫升，煎至 100 毫升，去渣留汁，另取粳米洗干净，再加水 300 毫升，煮至米烂汤稠为度。

【用法】食时加糖或蜂蜜稍许。早、晚各 1 次温服，3～5 天为 1 个疗程。

【功效】发汗解表，祛风除湿。适用于夹湿感冒。

9. 百部生姜汁

【原料】百部汁、生姜汁。

【制法】等量和匀，同煎煮沸，酌加蜜糖调味。

【用法】每日 3 次，每次服 3～5 毫升。无鲜百部时，也可用干品煎取浓汁。

【功效】散寒宣肺，降逆止咳。适用于上呼吸道感染风寒型。

10. 薄荷叶粥

【原料】薄荷叶 10 克，粳米 100 克。

【制法】薄荷叶 10 克加水 200 毫升，煎至 100 毫升，去渣留汁，另取粳米洗干净，再加水 300 毫升，煮至米烂汤稠为度。

【用法】食时加糖或蜂蜜稍许。早、晚各 1 次温服，3～5 天为 1 个疗程。

【功效】疏散风热。适用于风热感冒。

11. 薄荷梨粥

【原料】薄荷 3 克，带皮鸭梨 1 个（削皮），大枣 6 枚（切开去核）。

【制法】加水适量，煎汤过滤；用小米或大米50克煮粥，粥熟后加入薄荷梨汤，再煮沸即可食用。

【用法】早、晚各1次温服，3～5天为1个疗程。

【功效】疏散风热，滋阴润肺。适用于阴虚者外感风热型感冒。

12. 黄芪粥

【原料】黄芪20克，粳米50克。

【制法】黄芪20克加水200毫升，煎至100毫升，去渣留汁，另取粳米洗干净，再加水300毫升，煮至米烂汤稠为度。

【用法】食时加糖或蜂蜜稍许。早、晚各1次温服，3～5天为1个疗程。

【功效】补益肺气，解表散寒。适用于气虚感冒。

13. 沙参粥

【原料】北沙参15克，粳米50克。

【制法】北沙参15克，捣碎，再用粳米50克，冰糖适量，通入砂锅，加水500毫升，煮至参烂米烂汤稠、粥面有油为度。食时加糖或蜂蜜稍许。

【用法】早、晚各1次温服，3～5天为1个疗程。

【功效】滋阴润肺解表。适用于阴虚感冒。

14. 藿香苏叶鸡蛋汤

【原料】鸡蛋2枚，鲜藿香叶30克，鲜苏叶30克。

【制法】将藿香叶、苏叶洗净，切碎，鸡蛋放油锅中煎后与前二味一同放入瓦锅内，加清水适量，武火煮沸后，文火煮20分钟，调味食用。

【用法】趁热服食，一般3次即可见效。

【功效】祛暑。

15. 潞党灵芝猪肺汤

【原料】潞党参15克，紫灵芝15克，生姜2克，蜜枣6枚，猪肺1个，食盐少许。

【制法】先将猪肺喉部套入水龙头上，灌入清水令猪肺胀大充满水，用手挤压令水出。反复不停用此方法洗多次，直至将猪肺洗至白色。再将猪肺切成块状，放入滚水中煮5分钟左右，捞起，备用。瓦煲内加入适量清水，先用猛火煲滚，然后放入以上全部材料，改用中火继续煲3小时左右，加入食盐少许调味，即可饮汤吃猪肺。

【用法】饮汤吃猪肺。一周1剂，一般3～4个月见效。

【功效】益气补肺。适用于老年人体质素虚，易患感冒者。

三、精神调理

(1)“精神内守，病安从来”，保持心态平衡。“恐则气下，惊者气乱”，对流感产生恐惧之心，也可导致气机逆乱，更易招致外感。

(2)要从正规的渠道获取正确的信息，全面科学地了解感冒知识，知道它只是一种可防、可控、可治的流行感冒，做到不轻信传言，不无端增加自己和他人的恐惧。

(3)保持乐观、积极的心态，尽可能将自己的学习和生活状态维持在正常范围内，有意识地让流感对自己的影响减到最小。可以通过听音乐、读书、上网、运动和与同学聊天等方式来放松心情。

(4)接纳和宽容自己或他人可能出现的恐惧感和紧张情绪，放松心情，一味的排斥和拒绝只会让这种情绪更加强烈。

(5)运用社会支持系统，如多与自己的家人和朋友电话联系，减少自我的孤独感和恐惧心理。

(6)要尽量保持心理平衡，心理平衡是保健的金钥匙。要做到心理平衡，首先要过好“离退休关”，同时要处理好各种会影响心理情绪的问题。尤其是病人，症状随时都会受自身心理状态、情绪变化等因素的影响。因此心理平衡是老年人保健最主要的措施。

四、保健疗法

体育锻炼可以缓解脑力劳动的紧张度，降低交感神经的兴奋性，从而有利于血压的稳定。体育锻炼能增强心肌功能，促进脂肪分解，起到减肥作用。体育锻炼还可以增强消化功能，改善睡眠。一般都采用打太极拳、步行、医疗体操等运动方式。

1. 穴位敷贴

白芥子、山栀、桃仁、杏仁各 20 克，吴茱萸、樟脑各 10 克。研末，和匀，与鸡蛋清、面粉调成饼状，分贴于两侧涌泉穴，再用热水袋加温片刻。24 小时取下，如无效，再续贴 1 次。适用于感冒咳嗽较甚者。

2. 肚脐敷贴

用温肾健脾脐贴膏（吴茱萸、红参、海马、鹿茸、炙甘草按 1∶5∶5∶5∶3∶1 的比例配以香油、凡士林等调制成膏）局部敷贴，先用热毛巾将肚脐神阙穴擦拭干净，然后局部敷贴温肾健脾膏，胶布敷盖。适用于体虚易感者。

3. 穴位注射

柴胡注射液或银黄注射液或鱼腥草注射液 2～4 毫升，上药任取一种，取双侧曲池穴，常规消毒后，用注射器将药物注入穴内，每穴 0.5～1 毫升，每日 2 次，3 日为 1 个疗程。适用于上感热势较高者。

4. 推拿

患者取俯卧位，用小鱼际或掌跟顺背部两侧膀胱经各擦 50 次以上，重点在大杼、肺俞、肾俞穴各 50 次以上。加减：风寒型加推眉弓、攒竹各 20 次，揉按风池、迎香各 20 次，以大鱼际或拇指偏峰推拿前臂手太阴经 20 次，后点掐外关、合谷。风热型加揉按风池、太阳、迎香各 20 次，点掐少商、商阳、合谷、曲池。手法完毕后令患者做吹气、呵气口形，不发出声响，徐徐出气，直至口中唾液增多，口味甘甜为止。每隔 2 小时 1 次，每次 10 分钟，体弱气虚者加点揉足三里、百会。恶心呕吐者，加揉按内关、中脘、足三里。

5. 拔罐

患者取坐位，头前倾，两手支床沿或椅背，裸露背部，在背部督脉和足太阳膀胱经循行部位涂一层薄薄的液状石蜡。采用闪火拔罐法，先吸拔背部大椎穴区，然后手扶罐体，沿督脉循行路线慢慢向下推移到至阳穴区。如伴咳嗽，可加拔两侧肺俞穴区，留罐 5～8 分钟，每日或隔日治疗 1 次。除体虚感冒外，均可施用本法治疗。

6. 针刺拔罐

患者取俯卧位，用 0.5％碘酊消毒大椎穴，以三棱针点刺放血（挤出 1～2 滴血为宜），或用毫针针刺，得气后起针立即拔罐，留罐 30 分钟，每日 1 次。对体温较高者，配合针刺双侧曲池穴，强刺激不留针。适用于风寒、风热感冒者。

7. 药枕疗法

将山柰、丁香、菖蒲、肉桂等芳香性中药，粉碎后做成香袋，另加淡竹叶、艾叶、茵陈、苍术、菊花作填充剂。每晚睡觉枕保健枕，疗程 3 个月。适用于体虚易感者的预防和治疗。

8. 滴鼻疗法

食醋滴鼻液：农家食用柿子醋 1 毫升，加冷开水 10 毫升，配成 0.5％的醋酸溶液，装入瓶中，如用市售米醋，因醋酸浓度低，故加水要少，每次滴入 3 滴，间隔 2～3 小时。24 小时为 1 个疗程，用 1～3 个疗程，治疗感冒。

五、家庭治疗原则及自我管理

（1）感冒的治疗关键在于预防，应加强体育锻炼，提高机体的御寒能力，保持和增强机体抵抗力，室内通风。在感冒流行季节，要劝阻患者少去公共场所活动，防止交叉感染。

（2）缩短病程，控制病情发展，防止并发症，如支气管炎、鼻窦炎，甚至肾炎、风湿病。

（3）治疗感冒期间，应认真护理，加强观察，注意煎药及服药要求。中药宜轻煎，不可过煮，趁温热服，服后避风覆被取汗，或食热粥、米汤以助药力，得汗为病邪外达之象，并应多饮开水，适当休息。病情较重者，应卧床休息，禁止吸烟，多饮水，保持室内的适当温度和湿度。

（4）注意防寒保暖，在气候冷热变化时，及时增减衣服，避免雨淋受凉及过度疲劳。饮食宜清淡，忌过饱或过食肥甘厚腻。

（彭　波　张亚辉　章天寿　苗同艳）

第三章　慢性支气管炎

慢性支气管炎(简称"慢支")是呼吸系统的常见病和多发病之一，是指气管、支气管黏膜及其周围组织的慢性非特异性炎症。临床上以长期咳嗽、咳痰或伴喘息为主要特征。本病的发病年龄多在40岁以上，随着年龄的增长，患病率逐渐增加，50岁以上者患病率高达15%或更多，吸烟者明显高于不吸烟者，常于气候变冷时反复发作。初期症状轻浅而不易引起重视，待病变持续进展并发展成为阻塞性肺气肿甚至肺源性心脏病时，治疗效果往往欠佳。因此积极开展对慢支的早期防治及保健具有重要意义。

【病因】

从现代医学角度讲，本病病因及发病机制尚未完全明了，一般认为是机体内外多种因素相互作用的结果。

常见因素有：①慢性刺激。吸烟和其他刺激性烟雾、粉尘、大气污染(如二氧化硫、二氧化氮、氯气、臭氧等)的慢性刺激，常为慢性支气管炎的主要病因之一。如吸烟者慢性支气管炎的患病率比不吸烟者高2～8倍；吸烟时间越长，每日吸烟量越多，患病率也越高。②感染因素。如病毒、支原体和细菌是影响慢性支气管炎发病和复发的原因。病毒以流行性感冒病毒、鼻病毒、腺病毒和呼吸道合胞病毒为多见。细菌感染以流感嗜血杆菌、肺炎链球菌、甲型链球菌及奈瑟菌4种为最多见。其主要病理改变是支气管黏膜纤毛柱状上皮细胞的纤毛发生粘连、倒状、脱失，上皮细胞空泡变性、坏死、脱落。支气管壁各层和腺泡间质中均有炎症细胞浸润。

【诊断依据】

(1)临床上以咳嗽、咳痰为主要症状或有喘息，每年发病持续 3 个月，并连续 2 年或以上。

(2)排除引起咳嗽、咳痰、喘息症状的其他疾病(如肺结核、尘肺、肺脓肿、心脏病、心功能不全、支气管扩张、支气管哮喘、慢性鼻咽疾患等)。

【临床表现】

(1)部分患者在起病前有急性支气管炎、流感或肺炎等急性呼吸道感染史。患者常在寒冷季节发病，出现咳嗽、咯痰，尤以晨起为著，痰呈白色黏液泡沫状，黏稠不易咳出。在急性呼吸道感染时，症状迅速加剧。痰量增多，黏稠度增加或为黄色脓性，偶有痰中带血。慢性支气管炎反复发作后，支气管黏膜的迷走神经感受器反应性增高，副交感神经功能亢进，可出现过敏现象而发生喘息。随着病情发展，终年咳嗽，咳痰不停，冬秋加剧。喘息型支气管炎患者在症状加剧或继发感染时，常有哮喘样发作，气急不能平卧。呼吸困难一般不明显，但并发肺气肿后，随着肺气肿程度增加，则呼吸困难逐渐增剧。

(2)体征：本病早期多无体征。有时在肺底部可听到湿啰音和干啰音。喘息型支气管炎在咳嗽或深吸气后可听到哮喘音，发作时，有广泛哮鸣音。长期发作的病例可有肺气肿的体征。

(3)X 线征象：单纯型慢性支气管炎，X 线检查阳性，或仅见两肺下部纹理增粗，或呈索条状，这是支气管壁纤维组织增生、变厚的征象。若合并支气管周围炎，可有斑点阴影重叠其上。支气管碘油造影，常可见到支气管变形，有的狭窄，有的呈柱状扩张，有的由于痰液潴留，呈截断状。由于周围瘢痕组织收缩，支气管可并拢呈束状。有时可见支气管壁有小憩室，为黏液腺开口扩张的表现。临床上为明确诊断，透视或摄平片即可满足要求。支气管碘油造影只用于特殊研究，不作常规检查。

【中医认识】

本病属中医学“咳嗽”“喘证”等病范畴，历代医家均有较详细的记载。《素问》中专列《咳论》一篇，提出了“五脏六腑皆令人咳，非独肺也”。汉代张仲景的《伤寒论》《金匮要略》中有麻黄汤、麻杏石甘汤、小青龙汤等治疗咳喘的有效方剂，一直沿用至今。明代张景岳《景岳全书·杂证谟·咳嗽》中说：“咳嗽之要，止唯二证……一曰外感，一曰内伤而尽之矣。”近些年运用中医方法防治慢支，已取得了一些可喜的成果。

中医学认为本病的发生与发展，常与外邪的反复侵袭、肺脾肾三脏功能失调密切相关。若肺气虚弱，卫外不固，每易遭受外邪入侵，以致咳嗽反复发作；或因年老体虚，脾肺肾气虚，水津不布，痰饮内停，阻遏于肺，引起长期咳喘；或因吸烟、饮酒等因素伤及肺脏，进而逐渐形成本病。急性发作往往由外邪（如风寒、风热）引动痰饮而致咳喘加剧；而脾肺气虚又是招致外邪入侵的内在因素。故临床每常表现为反复的外感及咳喘的急性发作。病情经久不愈，常由脾肺损及于肾，致肾气亏虚，摄纳无权，故病情重者常伴有气喘不能平卧、动则尤甚等肾不纳气之候。

中医学认为，本病可由外邪袭肺和内邪干肺等因素引起。

1. 外邪袭肺

外感六淫，从口鼻或皮毛而入，使肺气被束，肺失肃降，《河间六书·咳嗽论》中谓“寒、暑、燥、湿、风、火六气，皆令人咳嗽”即是此意。由于四时主气不同，因而人体所感受的致病外邪亦有区别。风为六淫之首，其他外邪多随风邪侵袭人体，所以外感咳嗽常以风为先导，或夹寒，或夹热，或夹燥，其中以风邪夹寒者居多。张景岳说：“六气皆令人咳，风寒为主。”

2. 内邪干肺

脏腑功能失于调节，影响及肺。可分其他脏腑病变涉及肺和肺脏自病两端。他脏及肺的咳嗽，可因情志刺激，肝失条达，气郁化火，气火循经上逆犯肺；或由饮食不当，嗜食烟酒、辛辣助火之品，熏灼肺胃，灼津生痰；过食肥甘厚味，致使脾失健运，痰浊内生，上干于肺，阻塞气道，均可使肺气上逆而作咳。因肺脏自病者，常由肺系多种疾病迁延不愈，肺脏虚弱，阴伤气耗，肺主气的功能失常，以致肃降无权，而上逆作咳。

由此可知，无论外感或内伤所致的咳嗽，均累及肺脏受病，由肺气不清，失于宣肃所致。

那么中医怎样治疗慢性支气管炎呢？慢性支气管炎的中医治疗应该分清邪正虚实。外感咳嗽，多为实证，应祛邪利肺，按病邪性质分风寒、风热、风燥论治。内伤咳嗽，多属邪实正虚，治以祛邪止咳，扶正补虚，标本兼顾，分清虚实主次处理。临床证治多分以下类型。

1. 风寒束肺证

咳嗽声重，气急咽痒，咳痰稀薄色白，鼻塞流清涕，恶寒发热，无汗头痛，肢体酸楚，舌苔薄白，脉浮或浮紧。

2. 表寒里热证

喘促，咳嗽，痰黄黏稠，恶风身热，烦闷，身痛，有汗或无汗，口渴，舌苔薄白或黄，舌质红，脉浮数。

3. 风痰闭肺证

咳嗽痰多，复受风邪侵袭，咳痰增剧，兼见头目昏痛，痰多不爽，或有恶风自汗，或有身热，或有腹胀泄泻，舌苔薄白，脉缓。

4. 寒饮犯肺证

咳嗽气急，呼吸不利，胸膈满闷，喘促气逆不能平卧，痰鸣有声，吐痰量多，色白清稀而有泡沫，形寒背冷，或见小便不利，口唇青紫，舌质胖嫩，苔薄白滑，脉弦或沉弦。

5. 痰湿蕴肺证

咳嗽反复发作，咳声重浊，胸闷气憋，尤以晨起咳甚，痰多，痰黏腻或稠厚成块，色白或带灰色，痰出则憋减咳缓。常伴体倦，脘痞，食少，腹胀，大便时溏，舌苔白腻，脉濡滑。

6. 痰热郁肺证

咳嗽气息粗促，或喉中有痰声，痰多质黏厚或稠黄，咯吐不爽，或有热腥味，或吐血痰，胸胁胀满，咳时引痛，面赤，或有身热，口干而黏，欲饮水，舌质红，舌苔薄黄腻，脉滑数。

7. 肝失疏泄证

每因情志刺激而诱发咳嗽，气喘，呼吸短促，气憋，胸闷，胸痛，咽中如窒，或失眠，心悸，苔薄，脉弦。

8. 肺气虚弱证

咳声低微，喘促短气，面色𪏭白，疲倦懒言，形寒怕冷，自汗畏风，或呛咳痰少而黏。舌质淡，苔薄白，脉细弱无力。

9. 肺脾气虚证

喘促声低，咳声低微，气短懒言，面色淡白，精神疲倦，四肢无力，食欲不振，脘腹胀闷，大便稀薄，或咳痰黏腻，舌质嫩，或有齿痕，舌苔薄白，脉虚。

10. 肺肾气虚证

喘促日久，形瘦神疲，气短不足以息，动则喘息尤甚，咳声低弱，心慌汗出，肢冷面青，口唇爪甲发绀，舌质淡或淡暗，苔薄白，脉沉细无力。或咳喘痰少，胸闷烦躁，手足心热，动则气促，口干喜饮，舌红苔净，脉沉细数。

11. 肾阳亏虚证

喘咳心悸，或肢体水肿，尿少，动则喘甚，咳嗽痰多，端坐不能平卧，畏寒肢冷，或喉中痰鸣，或唇甲紫暗，舌淡暗，苔薄白腻，脉沉滑或沉细。

12. 肺脾肾虚证

喘促短气，乏力胸闷气憋，呼多吸少，动则气喘，冷汗自出，四肢不温，语声低怯，或面色晦暗，或面目水肿，咳嗽痰多，舌淡苔白，脉沉而弱，或手足心热，动则气促，口干喜饮，舌红苔净，脉沉细。

慢性支气管炎的证型制订是相对的，有的患者可以用单一证型归纳，有的患者证型间互相兼夹。临床辨证时要注意：①了解咳嗽的时间、节律、性质、声音，以及加重的有关因素。咳而急剧、声重，咳嗽时作，白天多于夜间，或咽痒则咳者，多为外感风寒或风热引起。咳声嘶哑，凡病势急而病程短者，为外感风寒或风热、燥热；凡病势缓而病程长者为阴虚或气虚。咳声粗浊者多为风热或痰热伤津所致。咳而声低气怯者属虚；洪亮有力者属实。早晨咳嗽阵发加剧，咳嗽连声重浊，痰出嗽减者，多为痰湿或痰热咳嗽。午后、黄昏咳嗽加重，或夜间时有单声咳嗽，咳嗽轻微短促者，多属肺燥阴虚。夜卧咳嗽较剧，持续不已，少气或伴气喘者，为久咳致喘的虚寒证。饮食肥甘、生冷加重者多属痰湿。情感郁怒加重者因于气火。劳累、受凉后加重者多为痰湿、虚寒。②注意痰的色、质、量、味。咳而少痰者多属燥热、气火、阴虚；痰多者常属湿痰、痰热、虚寒；痰白稀薄者属寒；痰白质黏者属阴虚、燥热；痰白清稀透明呈泡沫样者属虚、属寒；咯吐血痰者，多为肺热或阴虚；有热腥臭气者为痰热；味甜者属痰湿；味咸者属肾虚。

【中医保健措施】

一、未病先防

（一）慢性支气管炎的预防

（1）预防应从儿童期开始。积极治疗儿童时期的支气管炎和肺炎是预防慢支最早的一步。

（2）戒烟。吸烟为慢支重要的发病因素，吸烟能使支气管上皮纤毛变短，不规则，纤毛运动发生障碍，降低局部抵抗力，削弱肺泡吞噬细胞的吞噬、灭菌作用，又能引起支气管痉挛，增加呼吸道阻力。吸烟者肺功能的异常率较高，FEV1 的年下降率较快，吸烟者死于慢支的人数较非吸烟者为多。被动吸烟也可导致呼吸道症状以及慢支的发生。孕期妇女吸烟可能会影响胎儿肺脏的生长发育以及在子宫内的发育，并对胎儿的免疫系统功能有一定的影响。所以慢支的预防首先应戒烟。

（3）控制职业性或环境污染。当职业性粉尘及化学物质（烟雾、过敏原、工业废气及室内空气污染等）的浓度过大或接触时间过久，均可导致与吸烟无关的慢支发生。接触某些特殊的物质、刺激性物质、有机粉尘及过敏原能使气道反应性增加。避免或防止粉尘、烟雾及有害气体吸入是慢支预防的又一个重要方面。

(4)预防呼吸道感染。呼吸道感染是慢支发病或反复发生的另一重要因素,肺炎链球菌和流感嗜血杆菌可能为慢支急性发作的主要病原菌,病毒也对慢支的发生起重要作用,儿童期重度呼吸道感染和成年时的肺功能降低与慢支的发生有关。预防呼吸道感染的方法除按照中医辨证施治外,还可选用卡介菌多糖核酸注射液,黄芪注射液,流感疫苗等注射。

(二)注意饮食营养

老年慢性支气管炎患者在饮食上须注意以下几点:①应避免进食过咸或过甜食物、辛辣刺激性食物。②在食物中及时补充蛋白质、氨基酸、脂肪酸、葡萄糖等,注意补充微量元素及电解质。下列食疗方长期服用,有助于预防本病的加重。

(1)人参粥:人参粉3克,粳米100克,冰糖适量。煮粥。连服数月,宜冬季服用。可增强体质,提高抗病能力。

(2)四仁鸡子汤:白果仁、甜杏仁各1份,胡桃仁、花生仁各2份。共碾末。每天清晨取20克,鸡蛋1枚,加调料冲服,连服半年。

(3)胡桃生姜嚼方:临冬之前,每晚就寝时,将1～3个胡桃仁与1～3片生姜同细嚼,慢慢咽下;若加1～2片生晒人参同嚼则效果更佳。连服数月。

(三)偏方预防

此病是以长期反复发作性咳嗽、咯痰或伴有喘息为主要临床表现的呼吸系统常见病。可分为两种类型:以咳嗽、咳痰为主的,叫作单纯性支气管炎;除痰咳外,又伴有哮喘者,称为喘息支气管炎。如咳嗽频繁,有黄脓痰或白稠黏痰并伴有发热现象,应考虑继发感染;而兼有气喘、气短的患者,应考虑合并有肺气肿。究其原因,多由饮食、起居等多方面的原因,逐渐引起肺脾肾虚弱而致,临床上常用的偏方主要如下。

(1)经秋后霜打过的茄秧,在地里干枯后,茎叶呈棕色者采取500克。放入锅中,加水至将药浸过为度,煮沸1小时,收取煎液,反复煎煮3次,收取3次煎液,再熬,浓缩为500毫升。每日100～150毫升,分两次饭后服。本方消炎止咳，适用于慢性气管炎。

(2)白萝卜300克，海浮石20克，甜杏仁15克，川贝母5克，蜂蜜4匙，黄酒1匙。萝卜洗净，切丁粒；海浮石、甜杏仁、川贝洗净，打碎，加黄酒湿润，与萝卜粒同倒入瓷盘内，加入蜂蜜，旺火隔水蒸2小时，离火，冷却后，纱布过滤，绞取汤液。将汤液再蒸半小时，冷却，装瓶，密封。早晚各1次，每次1匙，开水送服。本方清热化痰，宽肺通气，适用于咳痰黄稠，肺火重的慢性支气管炎。

(3)银杏20粒，石韦30克，冰糖15克。将银杏去壳、衣，捣破，与石韦同放瓦锅中，加水2碗，煮至1碗，去药渣入冰糖，待溶化后饮服。本方化痰定喘，适用于喘促型慢性气管炎。

(4)麻黄9克，白芍6克，五味子10克，干姜9克，甘草、细辛各6克，桂枝9克，半夏10克。水煎服，每日1剂，早晚服。本方温肺化饮，适用于外寒内饮引起的慢性支气管炎。

(5)白果15克，麻黄10克，冬花、半夏各9克，桑白皮12克，苏子、黄芩各9克，杏仁10克，甘草6克。水煎服，每日1剂，分2次服。本方宣肺清热，适用于外寒内热所致的慢性支气管炎。

(6)麻黄10克，石膏30克，甘草9克，半夏、大枣各6克，生姜3片。水煎服，每日1剂，分2次服。本方清热化痰，适用于痰热壅肺引起的慢性支气管炎。

(四)固定方药预防

1. 止嗽青果丸

组成：川贝母、百合、黄芩、桑白皮、杏仁、款冬花、清半夏、藏青果、白果、麻黄、石膏、甘草。

功效：清热化痰，止咳定喘。

主治：肺热咳嗽、气逆作喘，胸膈满闷，咽干口渴。

用法：蜜丸。口服，1次1丸，1日2次。忌辛辣、油腻。

按语：本药功能润肺止嗽、化痰定喘。西医诊断之慢性支气管炎、支气管哮喘、肺炎等，属阴虚久嗽，喘咳者，均可用此药。

2. 固本咳喘片

组成：人参、川贝母、五味子、细辛、白芥子。

功效：益气健脾，补肾固摄。

用法：片剂，口服，1 次 4 片，1 日 3 次。

按语：本品用于支气管炎、支气管哮喘、肺气肿及肺心病。主要用于肺、脾、肾三脏虚损之咳喘。据报道，其总有效率为 92.7%。药理研究表明，本品具有明显的止咳平喘及促进动物生长的功能，但无抗炎、祛痰作用。

3. 蛤蚧定喘丸

组成：蛤蚧、栝楼子、紫菀、麻黄、鳖甲、黄芩、甘草、麦冬、黄连、百合、紫苏、石膏、苦杏仁、朱砂。

功效：滋阴清肺，止咳定喘。

用法：蜜丸。口服，1 次 1 丸，1 日 2 次。

按语：本品有宣泄郁热、清肺平喘的作用。对于肺肾阳虚引起喘促气短，哮喘日久，形瘦神疲，语言低微，初则喘甚，五心烦热，腰膝酸软、失眠盗汗，口干咽燥，舌红，脉细者用之为宜。

4. 百令胶囊

组成：发酵虫草菌菌丝体干粉。

功效：补肝肾，益精气。

用法：胶囊剂。口服，每次 5～15 粒(每粒含原粉 0.2 克)，1 日 3 次。本品对火旺者不宜单独使用。

按语：本品为 1988 年批准的一类新药。用于肺肾两虚引起的咳嗽、气喘、咯血、腰背酸痛等症，以及慢性支气管炎的辅助治疗。

(五)其他方法预防

1. 穴位敷贴

常用冬病夏治消喘膏：白芥子、延胡索各 21 克，甘遂、细辛各 12 克，共研末(此为 1 人 1 年的用量)，于夏季三伏天开始使用。每次以 1/3 药末，加生姜汁调成稠膏状，分摊于 6 块直径约 5 厘米的油纸或塑料布上，贴于背部肺俞、心俞、膈俞(均为双侧)穴上,后用胶布固定,贴4~6小时。每隔10天贴1次,于初伏、中伏、末伏各1次,共3次;连贴3~5年,宜晴天中午前后贴,阴雨天贴效果欠佳。贴药后不宜过多活动。本法对喘息型慢支、支气管哮喘有良好的预防作用,疗效随贴药年限的延长而逐渐提高。

2. 穴位按摩

常用砒椒散(白砒1.5克,白胡椒9克,研末)用4层纱布包好,酒精适量浸渍散药使之微湿润,取少许作按摩用。取穴:①肺俞(双)、膻中;②大椎、天突。每天1组,交替按摩。上药可供1人用10~15天。初伏开始,连续按摩3个月;每穴不超过0.5分钟;皮肤出现小水疱,涂龙胆紫数次即愈。

3. 穴位封闭

取双侧尺泽和足三里,交替注射核酪或当归注射液,每次每穴0.5毫升,整个疗程共8周,第1阶段为1次/2日,连用2周,第2阶段1次/3日,连用2周,第3阶段1次/周,连用4周。

4. 穴位熏灸

先用七星针在心俞、肺俞、定喘、大椎等穴上敲打后,再以6毫米厚的鲜姜片贴在穴位上,进行隔姜艾条熏灸,每穴3壮。疗程可参照“穴位按摩”。

5. 免疫疗法

常用三联菌苗,一般在发作季节前开始应用,每周皮下注射1次,剂量自0.1毫升开始,每次递增0.1毫升,直至1毫升为维持量,疗程至少3个月。有效者应坚持每年发病季节前使用,持续2~3年。

6. 针灸

取肺俞、风门、列缺、孔最、天突。发热配合谷、大椎;痰多配丰隆、足三里;喘促者加定喘穴。

7. 新制咳喘膏

白芥子20克,甘遂、白芷、细辛各15克,川乌、草乌各12克,共研细末。用时服35克(小孩酌减),以姜汁调成膏状分成7块或8块(咳7喘8),摊于5厘米×5厘米硬纸上。急性期:第1日贴双大杼、肺俞、心俞及膻中,喘加气海；第2日贴大椎、身柱、灵台、华盖及双中府；第3日贴双鱼际、涌泉。缓解期：咳者贴双大杼、肺俞、心俞及膻中，喘加气海。一般第1次贴6～8小时，第2次贴4～6小时，第3次贴4小时，3次为1个疗程，疗程间隔10～15日。本方对慢性支气管炎、支气管哮喘、肺气肿、肺心病等均有良好疗效。

二、既病防变

（一）风寒束肺

治法：祛风散寒，宣肺降逆。

方药：三拗汤加减。

组成：麻黄、杏仁、生甘草、细辛、前胡、金沸草等。

加减：若咳嗽甚，加紫菀、百部以止咳；胸脘痞闷或兼腹胀者，加苍术、厚朴；头痛甚者，加川芎、白芷；恶心呕吐者，加竹茹；喘甚者，加苏子；如肺气亏虚者，加黄芪；若脾虚者，加山药、白术。

（二）表寒里热

治法：宣肺泄热，平喘止咳。

方药：麻杏石甘汤。

组成：麻黄、杏仁、生石膏、甘草等。

加减：可加黄芩、桑白皮、栝楼仁、浙贝母清热化痰；若痰多者加葶苈子、苇茎以增化痰之功；若兼咳甚加杏仁、百部以止咳；若表寒不著，里热伤阴者，加麦冬、北沙参以润肺养阴。

（三）风痰闭肺

治法：疏风解表，化痰止咳。

方药：祛风化痰汤。

组成：荆芥、蝉衣、桔梗、前胡、枳壳、陈皮、半夏、茯苓、甘草等。

加减：若鼻塞怕风者，加防风、苍耳子；口干苦、身热者，加黄芩、连翘；胸闷者，加苏梗；痰盛者，加枳实、制南星；大便干者，加栝楼仁。

（四）寒饮犯肺

治法：宣肺发表，泄肺逐饮，降逆平喘。

方药：小青龙汤加减

组成：麻黄、白芍、五味子、干姜、甘草、细辛、桂枝、半夏等。

加减：若咳喘痰多，喉中哮鸣有声较甚者，加射干、葶苈子、白前、旋覆花；痰黏不易咳出，兼胸闷、舌苔厚腻者，加浙贝母、皂荚、白芥子；痰郁化热者，去细辛、干姜、桂枝，选加桑白皮、黄芩、栝楼仁。

（五）痰热蕴肺

治法：清热化痰，平喘止咳。

方药：清气化痰丸。

组成：陈皮、杏仁、枳实、黄芩、栝楼仁、茯苓、胆南星、制半夏等。

加减：若痰黄如脓或腥臭者可加浙贝、苇茎、薏苡仁、冬瓜仁以化痰排脓；若热郁伤阴，口干燥等，加沙参、麦冬以养阴滋肺。

（六）痰浊阻肺

治法：燥湿化痰，降气平喘。

方药：二陈汤和三子养亲汤。

组成：半夏、陈皮、茯苓、甘草、苏子、白芥子、莱菔子等。

加减：若痰黏难咯加栝楼仁、海浮石；脾虚神倦加党参、白术；肺气虚者加黄芪、五味子。

（七）肝失疏泄

治法：疏肝解郁，降气平喘。

方药：五磨饮子。

组成：乌药、沉香、木香、枳实、槟榔等。

（八）肺气虚弱

治法：补益肺气，降气定喘。

方药：补肺汤。

组成：人参、黄芪、熟地、五味子、紫菀、桑白皮等。

加减：若痰湿内盛，喘不能卧，去熟地加白芥子、浙贝以化痰降气；若兼有血瘀内停，口唇色暗，舌质黯者，加赤芍、丹参、川芎以活血化瘀；若痰瘀内阻者，合三子养亲汤、桃红四物汤加减。

（九）肺脾气虚

治法：健脾益肺，止咳平喘。

方药：六君子汤。

组成：人参、茯苓、甘草、白术、半夏、陈皮等。

加减：若咳甚则加杏仁、紫菀以化痰止咳；若喘甚可加苏子、白芥子以降气平喘；便溏者加薏苡仁、芡实、莲子肉。

（十）肺肾气虚

治法：补肾纳气，益肺定喘。

方药：人参蛤蚧散。

组成：蛤蚧、杏仁、炙甘草、人参、茯苓、贝母、桑白皮、知母等。

加减：若言语无力，自汗畏风，加黄芪益气固表；若气不得续可加补骨脂、鹅管石以补肾纳气；若面色苍白、形寒畏冷，加附子、肉桂、仙茅、淫羊藿以温补肾阳；若痰浊壅肺，痰多气涌，咳逆不得卧者，合三子养亲汤以化痰降气；阳虚饮停，水邪泛滥，肢体浮肿、尿少，合真武汤以化气利水。

（十一）肾阳亏虚

治法：温肾纳气平喘。

方药：真武汤加味

组成：附子、白术、白芍、生姜、茯苓、桂枝、干姜、补骨脂、巴戟天等。

加减：若见唇甲青紫，舌质紫暗者，可加赤芍、川芎、丹参以活血化瘀；若痰浊壅肺，喘咳痰多者，可合三子养亲汤以化痰降气；若心肾阳衰，喘脱气急，急以扶阳固脱，镇摄肾气，可加服参附汤。

（十二）肺脾肾虚

治法：益肺健脾，纳气平喘。

方药：六君子汤合肾气丸加减。

组成：附子、肉桂、熟地、山萸肉、山药、丹皮、泽泻、白术、太子参、茯苓、甘草、陈皮、黄芪等。

加减：若痰浊壅盛，可合三子养亲汤以化痰降气；若兼有气血瘀滞可加桃仁、川芎、赤芍、丹参以活血化瘀；若肺脾肾阴亏者，可用六味地黄丸合沙参麦冬汤加味；若阳虚较甚，肾不纳气，可合黑锡丹以纳气平喘。

（十三）阻止慢性支气管炎转化为阻塞性肺气肿或肺心病

如何防治慢性支气管炎向阻塞性肺气肿或肺心病转化，是慢支治疗中的难点和方向。中医学认为，肺主气，司呼吸，主宣发肃降，若宣肃失司，呼吸异常，则表现为咳、喘、哮等病证。正如《素问・阴阳应象大论》中说："天气通于肺"，肺赖肃降以吸入天之清气，靠宣发以呼出体内浊气。由于这种吐故纳新的作用，使体内外气体得到交换，是维持人体生命活动的重要条件。肺为清虚之脏，无论外感六淫，邪气犯肺，或是内生的痰湿、水饮阻肺，以及肝火等触及肺脏，都可使清虚之体受扰，如《医学三字经・咳嗽》中说："脏腑之华盖，呼之则虚，吸之则满。只受得本然之正气，受不得外来之客气……亦只受得脏腑之清气，受不得脏腑之病气。"由于肺虚卫外功能减弱，外邪易入；或气不布津，积为痰饮；或气虚血滞，瘀阻肺络；或阴虚火旺，煎熬津液为痰，以致虚实夹杂。各种原因导致的肺系疾患，迁延失治，痰浊潴留，日久导致肺虚，早期为肺气虚或气阴两虚，进而可由肺及脾肾；晚期气虚及阳或阴阳两虚。在多年临床经验及对慢性阻塞性肺疾病的证候学调查的基础上，我们认为慢性阻塞性肺疾病以久病肺虚为主，表现为肺主气功能失调（即肺气虚证），肺气虚证早期主要指肺的卫外功能减退，表现为恶风自汗、易感冒、咳嗽声低、久咳痰白、气短乏力、自汗、舌淡胖、脉虚无力；肺气虚证中期表现为肺主气而司呼吸功能的减退，兼见气短喘促、动则尤甚；后期是中期的进一步发展，表现为肺的治节功能减退，上不能助心以行血而致心悸、发绀、颈静脉怒张；下不能通调水道以输膀胱而见尿少、水肿等。病机是本虚标实；本虚表现为初期肺虚（气虚、气阴两虚为主），久则及肾，表现在肺肾两虚。标实表现在血瘀贯穿其中。病多为肺虚（气虚或气阴两虚）→肺肾两虚→"虚瘀"证。虚瘀则贯穿于慢性阻塞性肺疾病的始终。

【病后保健】

一、生活调理

(1)注意气候变化,重视防寒保暖,避免感冒。平素易感冒者,配合防感冒保健操,面部迎香穴按摩,晚间足三里艾熏。

(2)慢性久咳肺气虚弱者,可配合气功或呼吸操,提高肺的通气功能,增强抗病能力。

(3)还应注意饮食、情感方面的摄生。忌食生冷、肥厚、辛辣、过咸食物,戒除烟、酒等刺激品,避免接触刺激性气体。

二、饮食调理

(一)饮食调护

慢性支气管炎常反复发生,不断发展,多数患者存在程度不等的营养不良,需根据不同情况进行必要的补充。

此病的饮食原则为适时补充必要的蛋白质,如鸡蛋、鸡肉、瘦肉、牛奶、动物肝、鱼类、豆制品等。寒冷季节应补充一些含热量高的肉类暖性食品以增强御寒能力,适量进食羊肉、狗肉、牛奶等对极度虚寒者可采用。除荤食外,应经常进食新鲜蔬菜和瓜果,以确保对维生素 C 的需求。含维生素 A 的食物亦是不可少的,有保护呼吸道黏膜的作用。对症择食颇有益处。

(1)蛋白质不足:慢性支气管炎病程较长,反复发作,蛋白质消耗增多。蛋白质不足会影响受损的支气管黏膜的修复、体内抗体和免疫细胞的形成以及机体的新陈代谢活动。瘦肉、豆制品、山药、鸡蛋、动物肝脏、绿叶蔬菜等食物中含优质的蛋白质,应多吃。

(2)维生素缺乏:维生素 A 和维生素 C 能增加支气管黏膜上皮细胞的防御功能,维持正常的支气管黏液分泌和纤毛活动。如果维生素 A 和维生素 C 缺乏，会使防御功能降低、支气管纤毛活动减弱，易加重感染。为增加机体免疫功能，减轻呼吸道感染症状，促进支气管黏膜修复，应补充足够的维生素A和维生素C，故应多吃一些新鲜蔬菜和水果。

(3)增加水的摄入量：大量饮水，有利于痰液稀释，保持气管通畅，每天饮水量应不少于2000毫升。

(4)清淡、低钠饮食：清淡、低钠的饮食能起到止咳、平喘、化痰的功效。常见的食物有梨、莲子、柑橘、百合、核桃、蜂蜜、菠萝、白果、鲜藕、大白菜等。同时，这类食物还可增加维生素和矿物质的摄入量。

(5)适当进食葱和蒜：葱和蒜中含槲和芥末油，能抑制脂肪氧化酶，减少机体释放炎症介质，对过敏体质的人较好。

(6)依据病情的寒热选择不同的食物：如属寒者用生姜、芥末等；属热者用白菜、茼蒿、萝卜、竹笋、柿子、梨等；体虚者可用枇杷、百合、胡桃仁、蜂蜜、猪肺等。

(7)忌生冷及咸食：忌食各种生冷瓜果、冰淇淋、冰镇汽水、凉拌菜等。这类冷食有碍脾胃，对水湿运化不利，可聚湿生痰，从而使慢性支气管炎症状加重；咸食可使体内水钠潴留，加重支气管黏膜水肿充血，加重咳嗽、气喘等症状。

(8)忌食腥发及肥腻之物：腥发之物，特别是海腥类，如带鱼、黄鱼、虾、蟹等，除助湿生痰外，还可引起过敏；油炸排骨、烤羊肉串、肥肉、动物内脏、动物油等，多食损伤脾胃，易助湿生痰。

(9)忌辛辣刺激性食物：辛香湿燥之品，易于化燥，增加痰液黏度，可伤及肺阴，对慢性支气管炎的恢复不利。故应禁食辣椒、咖喱、胡椒、羊肉、狗肉、大葱、白酒等。

（二）中医食疗

常用单方、验方、中成药列举：

(1)大蒜20头，瘦猪肉100克，精盐、酱油、食用油各适量。将大蒜去皮、洗净，猪肉切片，锅内加油置于旺火上，油热后放入猪肉片煸炒，下蒜瓣再炒片刻，放入调料翻炒即成。适用于支气管炎咳嗽，小儿食用量可酌减。

(2)红糖100克，豆腐250克，生姜10克。水煎，每晚睡前吃豆腐饮汤，连服7天。适用于慢性支气管炎。

(3)大米500克，贝母30克，枇杷叶30克，冰糖10克。先将贝母去心，与枇杷叶共同研末，每次取15克和冰糖一起加入大米粥中调匀服食。适用于慢性支气管炎。

(4)鲜百合30克，荸荠100克，大米100克，蜂蜜适量。先将前3味加水煮成粥，然后调入蜂蜜服食。适用于慢性支气管炎等。

(5)牛胆汁干燥粉，置入胶囊，每次饭后服2～3丸，一日2～3次，也有效果。

(6)取紫衣胡桃1个，每晚临睡前细嚼后服下，长期服用有补肾养血、润肺纳气的作用。适用于肾虚的老慢性支气管炎患者食用，常服有效。

常用的食疗食谱列举：

1. 佛蕈紫金鲤鱼汤

【原料】鲤鱼500克左右，佛耳草30克，蕈菜30克，紫金牛15克。

【制法】将鲤鱼刮鳞去肠洗净后待用。将佛耳草、蕈菜、紫金牛洗净，装入纱布袋内，放于烧锅中，加水适量浸泡片刻后，用文火煎20分钟左右。捞去药袋，将鲤鱼放入锅中，加葱、姜、酒、盐少许，煮至鱼汤成乳白色即可服食。

【用法】分次食完。可经常服食。

【功效】温肺止咳，宣肺化痰。适用于慢支气虚阳虚者。

2. 虫草山药煨麻雀

【原料】冬虫夏草6克，山药30克，麻雀10只。

【制法】将麻雀去毛，弃肠洗净后去头、足待用；将冬虫夏草、山药洗净，连同麻雀一起放于搪瓷烧锅内，加水适量，姜、酒、盐少许，煮沸后，用文火焖至麻雀酥烂即可食用。

【用法】吃麻雀肉与虫草，喝汤，分次食完。

【功效】温补肺肾，润肺化痰。适用于慢支肺肾两虚者。

3. 蜂蜜萝卜汁

【原料】白皮大萝卜 1 个，蜂蜜 100 克。

【制法】将萝卜洗净，中心挖空，将蜂蜜 100 克盛装于内，放入碗内，置锅中隔水饮用。

【用法】代茶饮用，可常服。

【功效】清热润肺，止咳化痰。适用于急、慢性支气管炎，咳嗽，痰多，久咳者。

4. 四仁鸡子汤

【原料】白果仁、甜杏仁、胡桃仁、花生仁、鸡蛋 1 枚。

【制法】白果仁、甜杏仁、胡桃仁、花生仁共碾末。

【用法】每天清晨取 20 克，鸡蛋 1 枚，加调料冲服，连服半年。

【功效】清热润肺，宣肺止咳。适用于慢性支气管炎热盛者。

5. 人参粥

【原料】人参粉 3 克，粳米 100 克，冰糖适量。

【制法】将粳米淘洗干净；人参研成粉或切片。粳米与人参粉（或片）一同放入砂锅或铝锅内，加水适量。将锅置武火上烧开，移文火上煎熬至熟。将冰糖放入锅中，加水适量，熬汁。将冰糖汁徐徐加入熟粥中，搅拌均匀即成。

【用法】连服数月，宜冬季服用。

【功效】益元气，补五脏。可增强体质，提高抗病能力。

6. 虫草炖老鸭

【原料】冬虫夏草 15 克，老雄鸭 1 只。

【制法】将虫草放于鸭腹内，加水炖熟，调味食用。

【用法】饮汤吃鸭肉，连食 1 个月左右。

【功效】补体内虚损，益肺肾，止咳喘。适用于慢性支气管炎肺肾虚损者。

7. 黄芪乌骨鸡

【原料】黄芪 30 克，乌骨鸡半只。

【制法】将乌骨鸡去毛和内脏，切半只，再切块，放砂锅中与黄芪共炖，鸡肉熟烂后，加调味品。

【用法】饮汤食肉，可分作3次食用。连食1个月左右。

【功效】益气养肺，滋肾养血，固表。适用于慢性支气管炎气虚易感者。

8. 人参蛤蚧粥

【原料】蛤蚧粉2克，人参粉3克，糯米50～100克。

【制法】先将糯米煮成稀粥，待粥熟时加入蛤蚧、人参粉搅匀，趁热服。

【用法】早、晚各1次温服，连服1个月。

【功效】补肺肾，益元气，平虚喘。适用于慢性支气管炎肺肾两虚者。

9. 姜汁牛肺糯米饭

【原料】牛肺200克，生姜汁15毫升，糯米适量。

【制法】牛肺切块，加糯米，用小火焖熟，起锅时加生姜汁即成。

【用法】每日1次，连服1个月。

【功效】祛痰，补肺，暖胃。对老年慢性支气管炎寒咳日久、痰多清稀者有效。

10. 山萸肉粥

【原料】怀山药30～60克，山萸肉20克，粳米100克。

【制法】将怀山药、山萸肉煎取浓汁，与粳米同煮粥。

【用法】日服1～2次，连服3～4个月。

【功效】补肾益精，化痰止咳。适用于肾虚型老慢支患者。

11. 百合党参猪肺汤

【原料】百合50克，党参30克，猪肺250克。

【制法】先将猪肺洗净，再放入百合。党参加水炖1小时，然后放食盐少许调味。

【用法】饮汤，食猪肺。每周1～2次，连服3～4个月。

【功效】益气养阴，化痰止咳。适用于慢性支气管炎气阴两虚者。

12. 梨子川贝汤

【原料】梨子、川贝、白糖适量。

【制法】取梨子 1 个，去皮切片；川贝 12 克，打碎，加入白糖 30 克，共炖汤服。

【用法】饮汤，吃梨。每日 1 剂，可常服。

【功效】清热化痰，益气生津。适用于老年人支气管炎之肺热干咳、少痰者。

13. 紫河车汤

【原料】紫河车 1 个，油、盐、生姜适量。

【制法】取鲜紫河车（胎盘）1 个，洗净切片，用香油微炒，加食盐少许，生姜 5 片，共炖汤服。

【用法】饮汤，食肉。每周 1～2 剂，连服 3～4 个月。

【功效】补益肺肾，宣肺止咳。适用于老年人慢性支气管炎，肺肾两虚、体弱，常易感冒致咳喘、痰多加重者。

三、精神调理

心理学因素的研究表明，压抑、忧虑与某种精神症状在慢性支气管炎患者中多见。老年慢性支气管炎者的精神症状常和肺病损害程度呈正相关，如慢性支气管炎伴有体弱者常可增加孤独感，缺少社会支持或不满足于社会支持和负性自我概念。慢性支气管炎伴有心理障碍常可预示日常生活能力的受限，情感/心理社会因素（如压抑、忧虑、躯体化、自尊心降低、不断要求治疗和社会支持）常较传统的生理指标对能力更有预见性。因此对慢性支气管炎的心理社会治疗目标主要在于恰当地解决压抑和忧虑，强化正性健康行为，如戒烟、膳食习惯改变和维持运动等。

（一）健康行为介入

慢性支气管炎患者的预防和康复中行为因素极为重要。特别是吸烟，常被认为是慢性支气管炎发病的主要危险因素。应注意的是，有些患者吸烟是用以解除部分压抑、忧虑、孤独感，因此如不采取相应措施来减轻这些症状，则戒烟很难取得成功。

（二）心理康复指导

对患者讲清发病机制、康复医疗程度及目的，树立战胜疾病的信心和长期坚持的决心，并要求戒烟，做到与医生、护士密切合作。

四、保健疗法

（一）呼吸生理治疗

呼吸生理治疗的目的主要为帮助患者咳嗽、用力呼吸以促进分泌物的清除，使患者放松，进行缩唇呼吸以避免快速浅表的呼吸以帮助患者克服急性呼吸困难。

（二）肌肉训练

在肌肉训练方面有全身性肌肉训练和呼吸肌锻炼，前者包括步行、登楼梯、踏车等，后者有腹式呼吸锻炼等。

1. 上肢训练

慢性阻塞性肺疾病患者常需应用肩带肌群作为增加肺通气量的辅助吸气肌群，在上臂固定不动的情况下，肩带肌即具有牵拉、扩大胸廓的功能。另外，做上臂高举活动常可增加机体耗氧量，同时使这些肌群不能对胸廓产生牵张作用，从而容易产生呼吸困难。因此，进行上臂训练，一方面可提高机体对上臂运动的适应能力而降低耗氧量，改善做功效能，减轻呼吸短促；另一方面由于肩带肌力的改善，可增强在上臂不动时的辅助吸气的效能。上肢训练方法通常有 2 种：一是用上肢功率车，开始时不加负荷按 50 转/分钟的速度摇动，然后每次增加 5 瓦负荷直至能耐受持续运动 20～30 分钟为止，并用上臂疲劳和出现呼吸困难作为监测指标；二是上臂反复负重上举超过肩水平，重量逐步增加，直至能耐受一次运动 20～30 分钟为止。

2. 下肢训练

进行以行走为主的下肢训练是每一位患者肺康复方案的一部分。下肢训练不能改善肺功能，可改善行走的能力和耐力，提高生活质量。快步行走，通常为每天 1 次。每次运动时间通常为 15～20 分钟，以不出现呼吸困难为度。

3. 呼吸肌训练

呼吸肌无力常是呼吸困难和运动能力低下的原因之一。通常认为呼吸肌训练(ventilation muscle training，VMT)可提高呼吸肌功能，从而具有减轻气短、气促程度及改善运动耐力的可能。有 2 种主要的 VMT 方法：持久深快呼吸法和吸气抗阻法。前者常需专用装置，体积较大，只有在有条件的医院中进行，后者则为可携带的小型设备，即一般所说的 VMT。可进行腹式呼吸，要求慢性阻塞性肺疾病患者改变以胸式呼吸为主的模式，以腹式呼吸为主。先在平静时练习，全身放松，呼吸缓而长，尽量呼气，呼尽残气，必要时两手放于上腹部加压，经鼻尽量吸气，熟练掌握后，在活动时也采用腹式呼吸，养成腹式呼吸习惯。

五、家庭治疗原则及自我管理

(1)慢性支气管炎的治疗关键在于预防。应加强体育锻炼，提高机体的御寒能力，保持和增强机体抵抗力，加强室内通风。适当进行室外活动，以增强体质，提高抗病能力。在感冒流行季节，少去公共场所活动，防止交叉感染。

(2)坚决戒烟，限制饮酒。香烟可致气道免疫功能下降，吸烟时间越长，吸烟量越大，患病率也越高。烟酒可以使支气管上皮受损，容易刺激呼吸道导致咳嗽，对老年慢性支气管炎的治疗及预后不利。

(3)饮食、起居调理。食物不可太咸，忌油炸、易产气的食物，应多吃高蛋白质、高热量、高维生素、低脂、易消化饮食，如瘦肉、蛋、奶、鱼、蔬菜和水果等。此外，应少量、多次饮水，每日饮水量不少于 1500 毫升，以稀释痰液，利于排出。秋季时自然界一切生物代谢相对减缓，人也应该顺应自然，“早卧早起，与鸡俱兴”，保持情志安宁。

(杨　程　宫晓飞)

第四章 肺　　炎

肺炎是指包括终末气道、肺泡腔及肺间质等在内的肺实质炎症，病因以感染多见，理化因素、免疫损伤、过敏及药物均可引起。细菌性肺炎是最常见的肺炎，也是最常见的感染性疾病之一。据统计，我国每年约有250万肺炎患者，年发病率约2/1000，每年死亡人数约12.5万。目前在总人口中肺炎仍居致死病因的第五位。

【病因】

肺炎可按解剖、病因或患病环境加以分类。按病因可分为病原菌感染、过敏性、化学性、物理性一放射性、吸入性、结缔组织及变态反应性、肿瘤性、药物性。其中按病原菌感染分为细菌性肺炎、病毒性肺炎、支原体肺炎、真菌性肺炎、立克次体肺炎、衣原体肺炎、弓形体肺炎、原虫肺炎、寄生虫肺炎。按解剖学分类可分为大叶性(肺泡性)肺炎、小叶性(支气管炎)肺炎、间质性肺炎。按发病场所和宿主状态可分为以下几种：社区获得性肺炎(community acquired pneumonia，CAP)，最为常见，临床病情轻重不一；医院获得性肺炎(hospital acquired pneumonia，HAP)，患病人数与CAP相比约为1∶4；护理院获得性肺炎(nursing home acquired pneumonia，NHAP)，其临床特征和病原学分布介于CAP和HAP之间，常被单列为一型，或称健康护理相关肺炎(helath-care associated pneumonia，HCAP)。目前我国护理院尚少，暂无必要单独分出NHAP，可按HAP处理；免疫低下宿主肺炎(immunocompromised host pneumonia，ICHP)，由于HIV/AIDS流行，肿瘤放、化疗以及器官移植或其他疾病而接受免疫抑制剂治疗者增多，在社会人口中不断增加的免疫低下宿主作为一组特殊人群对病原微生物极度易感，肺是最常见的感染靶器官。免疫低下宿主肺炎既可以是HAP，亦可以是CAP，因其诊治的特殊性，有必要单独列为一种类型。其他尚可根据年龄分出老年性肺炎、儿童肺炎等类型。

【诊断依据】

临床诊断标准如下。

社区获得性肺炎：是指在医院外患的感染性肺实质（含肺泡壁，即广义上的肺间质）炎症，包括具有明确潜伏期的病原体感染而在入院后潜伏期内发病的肺炎。多发生于健康人，以肺炎链球菌、流感嗜血杆菌、卡他莫拉菌和非典型病原体为主。发病前常有受凉、潮湿、劳累、酗酒、上呼吸道感染或痈疖等皮肤感染诱因。起病急，寒战，高热，头痛，全身酸痛，咳嗽，咯痰初为白色泡沫痰，渐黏稠呈或黄或绿或铁锈色。部分患者有恶心、呕吐、腹胀、腹痛等消化道症状。

社区获得性肺炎的临床诊断依据：

（1）新近出现的咳嗽、咳痰，或原有呼吸道疾病症状加重，并出现脓性痰；伴或不伴胸痛。

（2）发热。

（3）肺实变体征和/或湿性啰音。

（4）白细胞$>10\times10^9$/升或$<4\times10^9$/升，伴或不伴核左移。

（5）胸部X线检查显示片状、斑片状浸润性阴影或间质性改变，伴或不伴胸腔积液。

以上（1）～（4）项中任何一项加第（5）项，并排除肺结核、肺部肿瘤、非感染性肺间质性疾病、肺水肿、肺不张、肺栓塞、肺嗜酸性粒细胞浸润症、肺血管炎等，可建立临床诊断。

医院获得性肺炎：是指患者入院时不存在肺炎，也不处于潜伏期，住院后48～72小时才发生的肺炎，属院内感染范畴，多发于老年、虚弱、慢性、病情危重者。患者多有基础疾病，病原菌多为肺炎链球菌、流感嗜血杆菌、金黄色葡萄球菌、大肠杆菌、肺炎克雷白杆菌等，其中革兰阴性杆菌占50%～80%，且多耐药，病死率高。起病急，中毒症状明显，呼吸急促，进行性发绀，神志模糊，四肢厥冷，面色苍白，大汗淋漓。寒战、高热者少见，咳嗽，咯黄绿脓痰或血性痰。

医院获得性肺炎的临床诊断依据：

同社区获得性肺炎。但临床表现、实验室和影像学所见对医院获得性肺炎的诊断特异性甚低，尤其应注意排除肺不张、心力衰竭和肺水肿、基础疾病肺侵犯、药物性肺损伤、肺栓塞和急性呼吸窘迫综合征等。粒细胞缺乏、严重脱水患者并发医院获得性肺炎时X线检查可以阴性，卡氏肺孢子虫肺炎有10%～20%的患者X线检查完全正常。

【临床表现】

多数患者起病急骤，常有受凉淋雨、劳累、病毒感染等诱因，约1/3的患者起病前有上呼吸道感染。病程7～10天。

(1)寒战、高热：典型病例突然寒战起病，继之高热，体温可高达39～40℃，呈稽留热型，常伴有头痛、全身肌肉酸痛，食量减少。使用抗生素后热型可不典型，年老体弱者可仅有低热或不发热。

(2)咳嗽、咳痰：初期为刺激性干咳，继而咳出白色黏液痰或带血丝痰，经1～2天后，可咳出黏液血性痰或铁锈色痰，也可呈脓性痰，进入消散期痰量增多，痰黄而稀薄。

(3)胸痛：多有剧烈侧胸痛，常呈针刺样，随咳嗽或深呼吸而加剧，可放射至肩或腹部。如下叶肺炎可刺激膈胸膜引起剧烈腹痛，易被误诊为急腹症。

(4)呼吸困难：由于肺实变通气不足、胸痛以及毒血症而引起呼吸困难、呼吸快而浅。病情严重时影响气体交换，使动脉血氧饱和度下降而出现发绀。

(5)其他症状：少数患者有恶心、呕吐、腹胀或腹泻等胃肠道症状。严重感染者可出现神志模糊、烦躁、嗜睡、昏迷等。

【中医认识】

肺炎多属于祖国医学的“风温”“咳嗽”“肺热病”等范畴，古代无“风温肺热病”病名，但有“风温”和“肺热病”病名。汉代张仲景在《伤寒论·辨太阳病脉证并治》中说：“太阳病，发热而渴，不恶寒者，为温病。若发汗已，身灼热者，名曰风温。”这里所说的风温，与后世所称之感受风热之邪引起的外感风温病不同。宋代医家庞安时在《伤寒总病论·卷五》中指出：“病人素伤于风，因复伤于热，风热相搏，则发风温。四肢不收，头痛身热，常自汗出不解，治法在少阴厥阴，不可发汗，汗出则谵语。”对风温病的病因、病位、症状和治法提出了新的看法。随着清代温病学说的发展，以叶天士、陈平伯为代表的温病学家，总结出了一整套诊治风温的理论和方法，从而形成了对风温病因证脉治较为全面的认识。叶天士在《三时伏气外感篇》中说：“风温者，春月受风，其气已温。经谓春病在头，治在上焦。肺位最高，邪必先伤，此手太阴气分先病，失治则入手厥阴心包络。”肺热病一名首见于《素问·刺热篇》：“肺热病者，先渐然厥，起毫毛，恶风寒，舌上黄，身热，热争则喘咳，痛走胸膺背，不得太息，头痛不堪……”汉代张仲景所著《伤寒论》中的麻杏石甘汤，为后世治疗本病的常用方剂。唐代孙思邈在《备急千金要方》中曰：“邪克于肺，则寒热上气喘汗出……甚则唾血……”“胸满气喘，痰盛稠黏，皆肺气热也。”对其病机及表现有论述。刘完素认为“外感风邪，皮毛属肺，风寒随元府而入，腠理开张，内外相合，先传肺而入，遂成咳嗽，乃肺热也。”明代陈无择在《三因极一病证方论》中对“肺虚感热”用紫菀、白芷、人参、甘草、黄芪、地骨皮、杏仁、桑白皮等扶正祛邪兼顾。

中医学认为本病的发生是正气不足，加以感受外邪而成。年老体弱之人，正气亏虚，卫外功能减退，若生活起居不当，或淋雨溅露，或贪凉受冷，或过度疲劳，则极易感邪而发本病。在季节变化、冷热失常的情况下，若加之劳累等因素，易外感风邪。“风为百病之长”，善行数变，风性主动，无处不到，四季皆有，六淫邪气致病，往往以风邪为先导，风邪犯人，可从阳化热而为风热邪气，亦可风与热相合而致病。外感风热、风温之邪，自口鼻而入，侵及肺脏；或感受风寒之邪，郁久化热，热壅于肺，以致发为本病，正如叶天士在《温热经纬·叶香岩三时伏气外感篇》中云："温邪上受，首先犯肺，逆传心包。"外感风热病邪，多从口鼻而入，先犯上焦肺卫，故病变初起应有发热、恶寒、咳嗽、气急等肺卫见症。风热病邪，逆传心包则出现精神错乱，谵语妄言等症，若失治或误治，邪进正衰，正气不固，骤然不脱，则可见四肢厥冷，冷汗淋漓，呼吸短促，脉微细而数等症。

肺炎的中医治疗主要有扶正和驱邪两方面，扶正有补益肺肾，阴阳双补；驱邪有发散风寒，发散风热等。一般证治分为九大类型。首先需辨明常证与变证：风寒犯肺、风热犯肺为疾病之早期，病症较轻，邪多在卫分，痰热犯肺为疾病之中期，病症较重，邪多在气分或气、血分，这三者均为常证；肺热壅腑、热闭心包、邪陷正脱均为变证。其次需辨寒热，寒者为风寒犯肺，病情较轻。热者有风热犯肺、痰热犯肺、肺热壅腑、热闭心包，病情较重。本病后期多气阴两虚，病变过程之中可见邪陷正脱，危及生命。第三需辨卫、气、营分证，初期病在卫分时，身热伴恶风寒、头痛、咳嗽等表证，痰色白易咯出，无喘促。病在气分时，身热甚，仍恶风寒、头痛、咳嗽加重，痰转黄或色白黏腻难出。病在气分、营分时，热势高，呼吸困难，喘促较甚，咯痰带血。第四需辨邪实与正虚：初起以邪实为主，后期以正虚为主。初起外邪闭肺，须分清寒热；继而外邪入里，壅遏于肺，应辨别痰、热、毒、瘀孰轻孰重；后期正虚为气阴耗伤，须辨是肺脾气虚，还是阴竭阳脱。

中医学将肺炎辨证为以下几个证型：

1. 外感风寒

疾病初期。主症：鼻塞严重或鼻痒喷嚏，流涕清稀，喉痒严重，咳嗽，咳痰多而清稀，或见发热恶寒、无汗、头痛、骨节酸痛，舌苔薄白，脉浮或浮紧。

2. 风热犯肺

疾病初期。主症：发热，微恶风寒，或有汗出，鼻流浊涕，咳嗽不爽，痰黄黏稠，咽痛喉痛，口干欲饮，舌苔薄黄，脉浮数。

3. 燥邪犯肺

疾病初期。主症：咳嗽少痰，或略有黏痰不易咯出，或痰中带有血丝，咽干、咽痛，唇、鼻干燥。咳甚则胸痛，初起或有恶寒、发热等表证。舌苔薄黄而干，舌尖红，脉细数或无变化。

4. 痰热壅肺

多见于肺炎急性期。主症：身热烦渴，汗出，咳嗽气粗，或伴喘促，或痰黄带血，胸闷胸痛，口渴，舌红苔黄，脉洪数或滑数。

5. 痰浊阻肺

多见于肺炎急性期。主症：突发咳嗽，咯痰白黏带泡沫，严重者可喉有哮鸣音，气促。或可见鼻塞，咽痛声嘶，舌苔白滑，脉弦滑。

6. 肺胃热盛

多见于肺炎急性期。主症：身热，午后为甚，心烦，口渴多饮，咳嗽痰黄，腹满便秘，舌红，苔黄或灰黑而燥，脉滑数。

7. 气阴两虚

肺炎恢复期。主症：身热渐退，或无身热，干咳痰少而黏，自汗神倦，纳少口干，舌红少苔，脉细或细数。

8. 邪陷心包

休克型肺炎，肺炎合并有周围循环衰竭者，多由毒力较强的肺炎链球菌及大肠杆菌引起，少数可由病毒引起。主症：神志不清，烦躁不安，谵语妄言，甚则昏迷，或有壮热，口渴不欲饮，四肢厥冷，舌质红绛少津，苔黄燥，脉细数。

9. 邪陷正脱

多见于休克型肺炎，肺炎合并有周围循环衰竭者，多由毒力较强的肺炎链球菌及大肠杆菌引起，少数可由病毒引起。主症：呼吸短促，鼻翼煽动，面色苍白，大汗淋漓，甚则汗出如油，四肢厥冷，发绀，烦躁不安，身热骤降；或起病无身热，面色淡白，神志逐渐模糊。舌质淡紫，脉细数无力，或脉微欲绝。

肺炎证型是相对的，有的患者可以归纳为一个证型，有的患者可兼夹两个证型。证型是有阶段性的，这个阶段是一个证型，过了一段时间，由于体质演变，药物作用可能变成另外一种证型。治疗时不可拘泥于一证一方，也不可机械地只用一个治疗原则。

【中医保健措施】

一、未病先防

（一）一般预防

（1）预防接种：对有基础疾病及免疫功能低下者应推荐接种流感及肺炎球菌疫苗，其预防老年肺炎的有效率为40%～95%。

（2）改善吞咽功能，增强咳嗽反射，减少吸入：辣椒中提取的辣椒素能增强咳嗽反射和改善吞咽功能，低剂量辣椒素可以刺激P物质释放，有助于预防吸入性肺炎。血管紧张素转换酶抑制剂除有抗高血压、充血性心力衰竭以及扩血管保护肾脏的作用外，尚能增加高血压患者痰中P物质浓度，中风患者应用血管紧张素转换酶抑制剂可改善吞咽困难情况。患者因食管括约肌功能下降，易发生食管、胃反流，故进食时宜取30°半卧位，饭后应保持坐位2小时，并清洁口腔。对反复发生吸入性肺炎者，可予留置鼻胃管，胃空肠造瘘及施以保留发声和吞咽功能的喉矫形手术。气管切开喉部闭锁术可杜绝吸入性肺炎。

（3）戒烟，避免受凉、疲劳、醉酒等诱发因素。平时注意防寒保暖，遇有气候变化，随时更换衣着。体虚易感者，可常服玉屏风散之类的药物，预防发生外感。避免吸入粉尘和一切有毒或刺激性气体。进食或喂食时，注意力要集中，要细嚼慢咽，避免边吃边说，以免食物呛吸入肺。

（4）适当锻炼，增强体质，加强营养，注意基础疾病的治疗。

（二）心理平衡

调畅情志：五脏与情志活动密切相关，如忧伤肺、恐伤肾、思伤脾等。故情志活动失调不仅影响着五脏的生理活动，而且可影响人的健康状况及衰老的进程。情志调节有清净法、陶冶法等。

（三）开展传统健身运动

如五禽戏、八段锦、太极拳、气功等，可宁心神，增体力，调气血，益脏腑，通经络，活筋骨，利关节等，为防治疾病的理想运动项目。

（四）药物进补

应遵循适时用药、因人用药、进补顾胃、忌偏忌滥的原则。气虚可服人参、党参、黄芪、山药、茯苓、灵芝、五味子等补气药；血虚可服地黄、何首乌、阿胶、当归、枸杞子等养血药；阴虚可服沙参、麦冬、玉竹、天冬等生津补液药或黄精、龟板、鳖甲等滋阴益精药；阳虚可服紫河车、鹿茸、肉苁蓉、巴戟天、五加皮等助阳药。

二、既病防变

（一）风寒犯肺

治法：疏风散寒，宣肺止咳。

方药：止嗽散。

组成：桔梗、荆芥、紫菀、百部、白前、甘草、陈皮等。

加减：外感风寒初起，头痛鼻塞，恶寒发热等表证较重者，加防风、苏叶、生姜散邪；痰涎黏稠者加半夏、茯苓、桑白皮以祛其痰；燥气焚金，干咳无痰者，加栝楼、贝母、知母以润燥。

（二）风热犯肺

治法：辛凉解表，宣肺化痰。

方药：银翘散。

组成：银花、连翘、牛蒡子、薄荷、荆芥、桔梗、杏仁、前胡、贝母、板蓝根、大青叶等。

加减：口干渴，舌红者，为热伤阴津，加麦冬、玄参、花粉、茅根；胸闷、舌苔黄腻者，加藿香、佩兰、六一散、枳壳；咽痛甚者，加射干、玄参、青果。

（三）燥邪犯肺

治法：清肺润燥，疏风清热。

方药：桑杏汤。

组成：桑叶、沙参、杏仁、浙贝母、栀子、梨皮等。

加减：表证明显者，加连翘、薄荷；痰中带血丝者，加白茅根、茜草。

（四）痰热壅肺

治法：清热化痰，宣肺止咳。

方药：清金化痰汤。

组成：黄芩、山栀、桔梗、麦冬、桑白皮、贝母、知母、栝楼仁、橘红、茯苓、甘草等。

加减：邪热壅肺，气喘较著者，可合麻杏石甘汤；若痰黄如脓或腥臭，酌加鱼腥草、薏苡仁、冬瓜子以清化痰热；若痰热伤津，可加沙参、天冬、天花粉以养阴生津。

（五）痰浊阻肺

治法：祛风散寒，宣肺化痰。

方药：宁嗽化痰汤。

组成：炙麻黄、桔梗、杏仁、生姜、陈皮、枳壳、半夏、前胡、葛根、茯苓、苏叶、甘草等。

加减：痰郁化热者，加黄芩、芦根、连翘。

（六）肺胃热盛

治法：宣肺化痰，泄热通腑。

方药：宣白承气汤。

组成：杏仁、生石膏、栝楼、生大黄、浙贝、漏芦、连翘、甘草等。

加减：热盛津伤者，加沙参、麦冬、花粉以养阴生津。

（七）气阴两虚

治法：益气养阴，润肺止咳。

方药：生脉散合沙参麦冬汤。

组成：人参、麦冬、五味子、沙参、玉竹、桑叶、甘草、天花粉、生扁豆等。

加减：烦躁失眠者，加朱远志、朱莲心、枣仁以镇静安神；午后潮热者，加地骨皮、青蒿、鳖甲以养阴清热。

（八）邪陷心包

治法：清心凉营，豁痰开窍。

方药：清宫汤。

组成：玄参心、莲子心、竹叶卷心、连翘心、连心麦冬、水牛角尖等。

加减：热痰盛者，加竹沥、梨汁以清热化痰；抽搐惊厥者，加磁石、生石决明、钩藤以镇惊熄风；高热不退者，加大青叶、板蓝根以清热解毒；神志昏迷者，加牛黄清心丸或安宫牛黄丸清心开窍。

（九）邪陷正脱

治法：益气固脱，潜阳益阴。

方药：生脉散合参附汤。

组成：人参、麦冬、五味子、附子、干姜、山茱萸、煅龙骨、煅牡蛎等。

加减：神志昏迷者，加石菖蒲醒神开窍；面色青紫者，加丹参、川芎以活血化瘀；汗出明显者，加山萸肉、煅龙牡；肢冷息微者，加炮附子 15 克，急煎频服。

【病后保健】

一、生活调理

（1）调摄护理：避免淋雨、受凉、疲劳、酗酒。戒除烟酒，烟草温燥有毒，所含主要成分尼古丁（烟碱）对人体极为有害。长期吸烟，易生痰动火，对呼吸系统、消化系统、神经系统等都不利。对于病情急重的患者，应密切关注患者的体温、脉搏、呼吸等生命体征，以防病情恶化。保持居室空气新鲜，冷暖适宜。饮食宜清淡，忌烟酒、辛辣、过甜、过咸及刺激性食品。平时应注意随气候增减衣服，可服扶正固本类中成药。

（2）运动保健：加强锻炼，增强体质，劳逸适度，可通过各种运动，选择适宜的锻炼项目，如散步、慢跑、气功、太极拳、太极剑、体操、五禽戏等，有利于提高机体免疫力。小儿多进行户外活动，增强抗病能力。少去公共场所，避免受凉或交叉感染而引发本病。

（3）高热使患者机体代谢增强，故应鼓励患者多饮水，注意饮食有节，饮食清淡，少食高脂肪食物（如肥肉、动物油脂和油炸食品等）、高胆固醇食物，多吃新鲜蔬菜和水果，忌辛辣烧烤，以利于生津养液，预防本病发作。

二、饮食调理

（一）饮食调护

肺炎患者的饮食应以患者的康复、营养物质的补充和机体抗病能力的增加为原则。总的原则是进食高热量、高维生素、高蛋白质的易消化或半流质食物。伴有发热的肺炎患者更应注意多饮水，这样不仅可使机体丢失的水分得到补充，还有利于细菌毒素的排泄及体温的降低。同时多食用一些水果，但不宜大量食用富含脂肪的食物。对于那些原有慢性肺病的肺炎患者，因为机体长期处于带病状况，各种营养物质进入人体吸收有限，导致体质较差，要多食用高蛋白质食物。

（1）发热期间饮食宜清淡、易消化，以流质、半流质为好，如粥类、米粉、藕粉、果汁、绿豆汤等，要多饮水，保持二便通畅。恢复期间退热后可进食润肺生津的食物，如牛奶、蛋、鱼汤、瘦肉汤、丝瓜、荸荠、银耳、沙参、玉竹、山药、扁豆、蜂蜜等。

（2）禁食油腻、肥厚、辛辣之品。油腻之品大多性属温热，可以生内热，湿滞为痰，不利于肺气的早日康复。辛辣食品性质温热，易化热伤津，而肺炎又属热病，两热相加，犹如负薪救火，使病情加重。所以，肺炎患者在膳食中不应加入辣椒、胡椒、芥末、川椒等调味品。酒也属辛热之品，可刺激咽喉及气管，引起局部充血水肿，故肺炎患者应禁用。

（3）良好的饮食能够确保肺炎患者摄入足够的流质和热量，有助于治疗肺炎。肺炎患者伴有的发热会大量消耗人体的体液和营养素，故患者每天至少要喝1.7升的流质，但应分多次少量喝。如果患者胃口欠佳，应多喝果汁以提供能量。在康复期间仍要多喝流质，吃清淡而富有营养的食物，如富含维生素C和维生素A的新鲜蔬菜和水果。但在肺炎初起时不要吃水果和蔬菜。

（4）水果要适量也要选择品种：多数水果对本病有益，但不宜吃甘温的水果，如桃、杏、李子、橘子等，以免助热生痰。但寒性水果，也不能过量食用，以免损伤脾胃的阳气，妨碍疾病的康复。

(5)肺炎患儿的饮食、用药禁忌。

1)高热时避免高蛋白质饮食：瘦肉、鱼和鸡蛋主要由蛋白质组成。1克蛋白质在体内吸收18毫升的水，蛋白质代谢的最终产物是尿素。每排放尿素300毫克，至少带走20毫升的水。因此，儿童高热失水时不应该摄入高蛋白质饮食。

2)忌食多糖之物：糖分是一种热量补充物质，功能简单，基本上无其他营养物质。如果小儿肺炎的患者摄入糖过多，体内白细胞的杀菌作用会受到抑制，从而加重病情。

3)忌辛辣食物：辛辣食物刺激性大，容易化热伤津，因此，肺炎患儿的饮食中不应该加入辣油、胡椒及辛辣调味品。

4)忌油腻厚味：肺炎患儿消化功能多低下，如果吃油腻食物，更影响消化功能，必要的营养得不到及时补充，以致抗病力降低。因此，不应该吃鱼肝油、蛋黄、螃蟹、凤尾鱼和动物内脏等厚味食品。如果喝牛奶应该将上层油膜除去，哺乳期妇女应少吃油腻，以免加重疾病。

5)忌生冷食物：西瓜、冰淇淋、冰冻果汁、冰棍、香蕉、生梨等生冷食物，应忌食，尤其对有胃肠道症状的患儿更应禁忌。

6)忌茶：肺炎患儿多有发热，应忌喝茶水。因茶叶中的茶碱有兴奋中枢神经系统的作用，可使大脑保持兴奋状态，还使脉搏加快，血压升高。发热时，身体正邪相争的兴奋阶段，喝茶后会刺激心肌，增加消耗，这样不但不能降温，反而会使体温上升，诱发其他疾病。此外，茶叶中的鞣酸具有收敛作用，中医认为它不利于肌表的邪气外散，对发热的患儿也是不适宜的。

7)避免乱服清热药：金银茶、青果、板蓝根冲剂等清热药对肺炎患儿有益。但不能较长时间服用，尤其是体质较弱者，勿轻易服用。否则，会伤及人体正气，使原来的症状加剧。

8)避免服用酸性药物和食品：五味子、乌梅、橘子、醋等味酸，能敛、能涩，不利于出汗解表。

9)忌滥用退热药：刚发热就用过多的退热药，不仅对身体不利，还可能掩盖病情，延误治疗。因此，对发热患儿应慎用退热药，且忌用药过多，以防体温骤降，大汗淋漓，发生虚脱。

（二）中医食疗

肺炎在临床可根据不同阶段的症状特点，选择适当药膳食疗作为辅助治疗。

常用单方、验方、中成药列举：

（1）紫苏粥：白米 50 克煮粥，临熟加苏叶 10 克再煮数沸，温服。

（2）葱白粥：糯米 60 克，生姜 5 片，葱白（连须）5 茎，加米醋 5 毫升，煮粥趁热饮服。

（3）生姜炒米粥：生姜 30 克切片，炒米 50 克煮粥，油、盐适量，调味食用。

（4）大蒜生姜汤：大蒜、生姜各 15 克，水煎加红糖适量，临睡前一次服下。

（5）香菜黄豆汤：鲜香菜 30 克，黄豆 50 克煮粥，加盐适量煎服。

（6）桑菊豆豉饮：桑叶、菊花各 10 克，豆豉 6 克，煎水代茶饮。

（7）橄榄菊花茶：橄榄 4 只，菊花 30 克，煎水代茶饮。

（8）薄荷芦根饮：薄荷 5 克，芦根 30 厘米，煎水代茶饮。

（9）百合杏仁粥：百合 50 克，杏仁 10 克，白米 50 克，白糖适量，煮粥食。

（10）川贝梨：川贝 5 克，冰糖 15 克，与梨同蒸服。

（11）三仙饮：生萝卜 250 克，鲜藕 250 克，梨 2 个，绞汁加蜂蜜 250 克分服。

（12）杏梨饮：杏仁 10 克，鸭梨 1 个，冰糖少许，煎服。

（13）鲜香蕉根 200 克，捣烂绞汁煮熟，加食盐少许调服。本品具有清热润肠的作用，适用于老年肺炎、大便干结的患者。

（14）苏子粥：苏子2.5克，米 250 克，苏子洗净，研滤取汁，和米加水煮粥。

（15）黄芪粥：黄芪 20 克，白米 50 克，加水煮粥食。

（16）人参汤：新罗参 30 克，橘皮 10 克，苏叶 15 克，砂糖 150 克，加水 300 毫升，煎水代茶饮。

（17）五味子饮：五味子 50 克，苏梗 6 克，人参 6 克，砂糖 100 克，煎饮。

（18）麦冬粥：麦冬 30 克，白米 50 克，加水煮粥食。

（19）一味薯蓣饮：生山药 120 克，煮汁代茶饮。

(20)新百合200克，蜜和蒸软，时常食用有润肺止咳之功，适用于老年肺炎，干咳少痰者。

常用的食疗食谱列举：

1. 洋参乌鸡汤

【原料】乌鸡1只，生姜30克，西洋参15克，红枣8粒。

【制法】乌鸡去毛、肠杂，红枣去核，加生姜、西洋参，水6～8碗，共煲2小时。

【用法】趁热服食，饮汤食肉。每日1次，3～5天为1个疗程。

【功效】补气润肺，化痰止咳。适用于气虚型肺炎患者。

2. 人参百合粥

【原料】人参3克，百合15克，粳米30克。

【制法】先将人参与百合洗净，放入锅中，加水200毫升，煎煮至100毫升，另取粳米洗净，加水同煮为粥，煮至米烂汤稠为度。

【用法】食时加糖或蜂蜜稍许。早、晚各1次温服，3～5天为1个疗程。

【功效】补肺滋阴，化痰止咳。适用于气阴两虚型肺炎患者。

3. 黄芪阿胶粥

【原料】黄芪15克，阿胶10克，粳米30克。

【制法】先将黄芪洗净，放入锅中，加水200毫升，水煎至100毫升，留渣取汁，另取粳米加水同煮为粥，煮至米烂汤稠为度，烊化阿胶，兑入粥中。

【用法】趁热服食。早、晚各1次温服，3～5天为1个疗程。

【功效】补气补血，润肺止咳。适用于气血两虚型肺炎患者。

4. 天冬萝卜汤

【原料】天冬15克，萝卜300克，香菇20克，火腿150克，胡椒粉、葱、精盐、味精各适量。

【制法】天冬洗净，切成薄片，加水煎取汁。萝卜洗净，切作丝。香菇用水浸涨，切作丝。火腿用开水烫一下，切作薄片。将火腿片、香菇放入锅内。加水煮至香气大出，放入萝卜丝，并加天冬药汁，煮至萝卜熟。加精盐、胡椒粉、葱、味精。

【用法】趁热服食。每日 1 次，3～5 天为 1 个疗程。

【功效】补肺滋阴，化痰止咳。适用于气阴两虚型肺炎患者。

5. 燕窝银耳汤

【原料】燕窝 6 克，银耳 9 克，冰糖适量。

【制法】将燕窝、银耳用热水泡发，择洗干净，放入冰糖，隔水炖熟服。

【用法】趁热服食，早、晚各 1 次温服，3～5 天为 1 个疗程。

【功效】补益肺肾，化痰止咳。适用于肺肾两虚型肺炎患者。

6. 猪肺汤

【原料】猪肺 1 付（不灌洗），甜杏仁 49 粒（去皮尖），川贝 15 克（去心），生姜汁 1 茶匙，蜜 30 克。

【制法】上四味入肺管内扎紧，白水煮熟，连汤同食。

【用法】趁热服食，早、晚各 1 次温服，3～5 天为 1 个疗程。

【功效】润肺止咳。适用于痰浊阻肺型肺炎患者。

7. 潞党参灵芝猪肺汤

【原料】潞党参 15 克，紫灵芝 15 克，生姜 2 克，蜜枣 6 枚，猪肺 1 个，食盐少许。

【制法】先将猪肺喉部套入水龙头上，灌入清水令猪肺涨大充满水，用手挤压令水出。用此方法反复洗多次，直至将猪肺洗至白色。再将猪肺切成块状，放入滚水中煮 5 分钟左右，捞起，备用。瓦煲内加入适量清水，先用猛火煲滚，然后放入以上全部材料，改用中火继续煲 3 小时左右，加入食盐少许调味。

【用法】饮汤吃猪肺。每日 1 次，3～5 天为 1 个疗程。

【功效】纳气平喘，化痰止咳。适用于老年肺肾亏虚者。

8. 黄芪膏

【原料】黄芪 12 克，生石膏 20 克，鲜芦根 12 克。

【制法】先将黄芪、生石膏、鲜芦根煎煮十余沸，去渣取清汁两杯，再调入甘草细末 5 克，怀山药细末 12 克，同煮成膏。

【用法】调入蜂蜜 30 克，分 3 次食用。一日服完，可连续服用。

【功效】补益肺气，化痰止咳。适用于肺气虚型肺炎患者。

9. 人参莲肉粥

【原料】白人参 10 克，莲子 10 克，茯苓 12 克，粳米 100 克，冰糖少许。

【制法】取人参、莲子、茯苓洗净，加水 200 毫升，煮至 100 毫升，另取粳米洗净加入锅中，加水 500 毫升，共熬成粥。

【用法】早晚食用或当点心吃。

【功效】补气滋阴，宣肺止咳。适用于气阴两虚型肺炎患者。

10. 白羊肾羹

【原料】肉苁蓉 50 克，草果 10 克，荜薢 10 克，陈皮 5 克，胡椒 10 克，白羊肾两对，白羊脂 200 克，食盐、葱、酱油、发酵面各适量。

【制法】先将白羊脂、白羊肾洗净置锅内，将六味药装入纱布袋内，扎住口，亦放锅中，加入适量水，将锅放灶上，先武火煮开，后文火炖熬，待药制羊肾熟透后，加入葱、食盐、发酵面等，作羹。

【用法】吃羊肾喝羹。每日 1 次，3～5 天为 1 个疗程。

【功效】滋补肺肾，化痰止咳。适用于肾阳虚型肺炎患者。

11. 五味子膏

【原料】北五味子 500 克，蜂蜜 1000 克。

【制法】将北五味子洗净，用水浸泡后去核，并以水洗核，直至味净，过滤，加入蜂蜜。慢火熬成膏。收贮瓶中，放置 5 天，出火毒后可用。

【用法】晨起空腹服 1～2 匙，开水送服。

【功效】补益肺肾，宣肺止咳。适用于肺肾阴虚型肺炎患者。

12. 鱼腥草宁肺汁

【原料】鲜鱼腥草 250 克，蜂蜜适量。

【制法】将鱼腥草洗净，略捣，用干净纱布绞取汁液，与蜂蜜调匀，置杯中，隔水炖 10～20 分钟。

【用法】每次服 1～2 匙，日服 3～4 次。

【功效】清热解毒，宣肺止咳。适用于肺热咳嗽，对小儿肺炎高热及痰多有很好的治疗和辅助治疗作用。

13. 三仁粥

【原料】桃仁10克，薏苡仁30克，冬瓜仁30克，粳米60克。

【制法】将三仁捣烂，加水研磨，去渣留汁，与米同煮粥。

【用法】每日晨起服食，3～5天为1个疗程。

【功效】止咳平喘，清泄肺热，润肺化痰。适用于痰热型肺炎患者。

14. 公英桔梗汤

【原料】蒲公英30克，桔梗10克，白糖适量。

【制法】将蒲公英洗净切碎，同桔梗加水煎，取汁去渣，汁约半碗，加入白糖稍炖后即成。

【用法】每日1剂，连服3～5天。

【功效】祛痰止咳，消炎疗痈。适用于小儿肺炎，咳嗽痰多，气壅不顺。

15. 公英芦根粥

【原料】蒲公英30克，芦根40克，杏仁10克，粳米60克。

【制法】将三药先加水煎取药汁，去渣。加入粳米煮成稀粥，调味。

【用法】每日1剂，可作小儿饭食，连用7日。

【功效】清热解毒，宣肺止咳。适用于各类细菌性肺炎，病毒性肺炎，患儿发热、咳嗽，纳食不佳者。

16. 党参百合粥

【原料】党参10～30克，百合20克，粳米100克，冰糖少许。

【制法】取党参浓煎取汁，百合、粳米同煮成粥，调入药汁及冰糖即成。

【用法】每日2次，温热服用。

【功效】补脾益气，润肺止咳。适用于身体虚弱伴低热型小儿肺炎。

17. 鱼腥草炖猪肚

【原料】鱼腥草120克，猪肚1个。

【制法】猪肚翻洗干净，将洗净的鱼腥草放于猪肚中，扎好，以文火炖汤。

【服法】食猪肚饮汤。

【功效】健胃清肺，止咳祛痰。适用于肺炎后期，机体初愈，胃纳不振，余毒未清者。

三、精神调理

人类呼吸系统的生理功能，一般在 30 岁以后便随着年龄增加而趋向衰退，60 岁以后衰退速度更为显著。老年人慢性肺部疾病的发病率、病死率随着老龄化而增高，这些现象都与呼吸系统老化有关。

老年患者由于年龄大、病情重，对治疗极易产生抵触情绪，或产生烦躁、紧张、孤独感。因而需给患者以正确的引导，注意与患者之间的语言交流，并从生活上给予充分照顾，使他们对自身疾病有正确的认识，消除其不良情绪，从而增强其战胜疾病的信心。

四、保健疗法

1. 运动保健

运动疗法的原则：每周最好运动 2 次以上。重症患者应注意控制恐惧状态，宜先从低运动强度开始，逐渐增加负荷，注意选择适合自己的运动项目，贵在坚持。运动项目有慢跑、散步、打太极拳、做呼吸操等。

2. 按摩或自我按摩

(1)防感冒按摩是一种简便的自我按摩方法。其按摩部位、手法和重复次数可因人而异。在相应穴位上按摩还可提高效果，防感冒按摩的手法主要在于改善头面部和鼻部的淋巴和血液循环，提高局部抗病能力。按摩手法有：

1)按揉迎香穴：迎香穴属于手阳明大肠经，位于鼻翼外缘沟，即鼻翼外 5 分处，主治鼻塞、多涕等。用两手中指指腹紧按揉迎香穴，做顺、逆时针方向按摩各 16～32 次。得气感为局部酸胀明显，并向鼻梁部放散。按摩后常很快感觉呼吸通顺。

2)擦鼻两侧：鼻是呼吸道的第一道防线，起洁净、湿润和加温的作用。擦鼻有助于改善鼻部的血液循环，提高鼻道防御功能。两手拇指根部掌面的大鱼际肌或两侧下擦至迎香穴。可两手同时，也可一上一下进行。各擦 16～32 次。注意摩擦时用力要适中，过重可使鼻黏膜充血明显，反而加重鼻塞症状；过轻则无效。一般摩擦后感局部微热，呼吸通畅。

3)按太渊穴：太渊穴属于手太阴肺经的原穴，位于腕桡侧横纹头，即桡侧腕屈肌腱的外侧拇长展肌腱的内侧，应避开桡动脉。用拇指指腹紧按穴位做顺、逆时针方向的按摩各16～32次，左、右侧交替进行。得气感为酸、胀、麻，沿经络向上、下放射。

4)浴面拉耳：主要为摩擦脸面和耳部。脸面部血液循环的改善，可进一步加强鼻道的防御功能。耳为经络的总汇所在，耳垂相当于头面部器官的投影所在，按摩、刺激该部位有助于改善和调节头面部器官的功能，有防感冒效果。方法：掌互搓致热、紧贴额前发际，自上向下擦至下颌部，然后沿下颌分擦至两耳，用拇、示指夹住耳垂部，轻轻向外拉，2～3次，再沿耳向上擦至两侧颞部，回至前额部，重复16次。最后两手掌窝成杯状，掩盖鼻孔，呼吸10次。行上述治疗后，常感脸面和耳垂发热或发红，有舒适感。

5)捏风池穴：风池属足少阳胆经，位于枕骨下发际，胸锁乳突肌和斜方肌止点之间的凹陷处。用两拇指指腹紧按该穴，其他各指分别置于头顶部，做顺、逆时针方向按摩各16次，或用一手的拇、示指分别按两侧的风池穴，作按捏16次。得气感为局部酸、胀、热明显，并向下方放散。然后，用手掌在颈项部做左右按摩16次。

3. 姿态护理

(1)冷水洗脸。先从温热水和夏季开始，以后逐渐降低水温并坚持至秋、冬、春季。习惯后，还可增加冷水擦上胸和颈项、上背部，常能提高机体对寒冷的适应性，提高抗感冒能力。若和防感冒按摩同时进行，常能取得更好的效果。

(2)食醋熏蒸。在感冒流行期间，室内应用食醋50～100克，隔水煮蒸并紧闭门窗半小时，对预防感冒有利。

(3)盐水漱口。喉咙肿痛的感冒，最初是喉咙发痒，这时马上用浓盐水漱口，每隔10分钟漱一次口便有效。

(4)祛除寒气。当背部感到一阵阵寒气时，往往是感冒的预兆，可穿件厚背心，或用暖壶放在背上，静坐20～30分钟，直到身上出微汗。

4. 功能锻炼护理

适当的呼吸运动锻炼：研究证明，适当的运动，如打太极拳、跑步、步行、散步及跳舞等运动能改善呼吸系统的功能，尤其能改善肺活量的减低。肺活量改善，可使全身的含氧量增加：氧气充足，就可使人的精神饱满，记忆力增强，工作效率高。但运动量要因人而异，要适度。一般而言，是通过一定强度的运动锻炼后，自我感觉良好，休息 10 分钟后，运动后增快的心率能恢复到运动前的水平。呼吸保健操和耐受锻炼对改善呼吸系统的功能也是十分有益的。其具体作法是：

(1)腹式呼吸。吸气时腹部突出，呼气时腹肌收回，开始练习时可一手放在胸部，一手放在腹部。当吸气时放在腹部之手随呼吸上下移动，而胸部之手不动。待逐步掌握腹式呼吸后，手可离去。亦可用双手压迫腹部随呼吸加以练习。

(2)压胸呼吸。两臂上举吸气，两手叉腰，大拇指朝后，其余四指压住侧肋骨底部，躯干前倾呼气。或两臂上举吸气，双手向下，躯干前倾呼气。

(3)内养功。取坐位或卧位，下颌部稍向下收，两眼微闭，思想集中，排除杂念，自然呼气加腹式呼吸，有意识地放慢呼吸频率。

5. 其他疗法

(1)针刺疗法。临床上选穴多以手太阴、阳明经穴为主，根据病情之虚实分别用补、泻之法。常取肺俞、太渊、尺泽、鱼际、曲池、大椎、膏肓、太溪、脾俞、经渠等穴，酌情选用 3～4 穴，每日 1 次。

风热犯肺型，一般选大椎、曲池、合谷、鱼际、外关以宣肺清热，用泻法；肺胃热盛型，一般选太渊、肺俞、合谷、上巨虚、鱼际等穴，用泻法；邪陷心包者，一般选百会、人中、十宣、曲泽、委中、阳陵泉，用泻法；气阴两虚者，可选肺俞、脾俞、曲池、合谷等穴，用补法；邪陷正脱者，急取神阙、关元艾灸以回阳救逆，酌取人中、十宣以开窍苏厥。

(2)耳针疗法。可选肺、神门、气管、肝、皮质下、心、肾上腺等，用中等刺激，留针 10～20 分钟，隔日 1 次，10 次为 1 个疗程，并可用王不留行籽压贴耳穴。

(3)穴位注射疗法。选肺俞(双)、大椎、曲池、风门、定喘,或颈7至胸6夹脊穴。采用注射用水或维生素B_6注射液,每次取穴2~3个,注射药物2~3毫升(大椎穴及夹脊穴1毫升),每日2次,连续7天,待体温正常、情况改善后,改为每日1次,直到症状、体征消失,血常规恢复正常,X线复查肺部炎性阴影消散为止。如果治疗时间较长,中途也不能间断,直至注射到彻底痊愈。

五、家庭治疗原则及自我管理

(1)预防感冒:注意气候的变化,及时增减衣被。流感流行时,应避免和患者接触,也不要去公共场所。若无法避免时,可以麻油涂鼻孔中,同时用纸捻探鼻腔取嚏,以排除病邪。对于体质太虚或超高龄老人无力锻炼而又经常感冒者,可服用人参、黄芪或玉屏风散,或肌注黄芪注射液。但预防感冒的关键在于锻炼身体、延缓衰老,提高机体的免疫力。

(2)促进有效排痰,清洁口腔:卧床患者定期进行深呼吸,同时协助他们翻身、拍背,将无效咳嗽变为有效咳嗽。嘱患者将痰分两次咳出,先行5~6次深呼吸,再深吸气后保持张口,然后浅咳几下将痰咳至咽喉,再迅速将痰咳出。若分泌物黏稠,可使用超声物化吸痰。要注意保持患者的口腔清洁,防止口腔黏膜糜烂或真菌感染。每日可用过氧化氢或清水清洗口腔2~3次。尤其是老年人呼吸肌无力,或有呼吸道感染,痰黏稠不易咯出,易导致呼吸道不畅,加重气短或呼吸困难。最好的祛痰方法是多饮水,老人由于害怕夜尿多而不敢饮水,使痰液黏稠,不易咳出。应鼓励老人多饮水(上午多饮,下午少饮,晚上不饮,可防止夜尿过多,妨碍睡眠)。其次可选用祛痰药如中药桔梗、远志、半夏、竹沥等,从而使痰液变稀,支气管痉挛解除,痰易于咳出。除非咳嗽太重,影响休息,一般不宜服用止咳药。细致的护理、翻身、拍背,找到合适的卧位,每日行体位引流排痰,甚至用导管刺激咽喉促咳,有利于将痰咯出或吸出,这些都是十分重要的。为避免上消化道食物等吸入气管,最好进食勿饱,睡前勿进食,取头高右侧卧位,吞咽功能不全,进食发呛的老人,为免进食呛入气管,需要时下胃管鼻饲。

(3)帮助并指导戒烟:科学研究证实,烟草燃烧时产生的烟雾中含有害成分达1000多种，其中对人体健康危害最严重的有20余种。这些有害物质反复刺激气管黏膜，使黏膜充血，分泌物增加，引起咳嗽和咳痰，破坏呼吸道的纤毛和黏膜，使呼吸道的防卫功能受到损害。另外，由于烟雾的毒害，使体内一些具有免疫功能的细胞，如淋巴细胞、吞噬细胞受到严重伤害，致使免疫功能降低。

(4)注意居室环境：病房应保持清洁无异味。室内每天应通风2次，每次在15～30分钟，同时注意患者的保暖。亲属探视时应严格执行探视制度，以免造成交叉感染。

(5)加强营养：老年肺炎患者由于发热、胸痛等原因，多数有食欲不佳，营养不良的症状，患者迅速消瘦，抵抗力明显降低，应嘱患者多食富有营养和热量的食物，少食脂肪性食物。进食时应尽量采用坐位。

(6)对于肺炎儿童的生活，应该首先保证充分休息与睡眠：各项检查处置应集中进行，避免过多哭闹，以减少耗氧量和减轻心脏负担。要加强皮肤及口腔护理，尤其是汗多的患儿要及时更换潮湿的衣服，并用热毛巾把汗液擦干，这对皮肤散热及抵抗病菌有好处。对痰多的患儿应尽量让痰液咳出，防止痰液排出不畅而影响肺炎的康复。在病情允许的情况下，家长应经常将患儿抱起，轻轻拍打背部，卧床不起的患儿应勤翻身，这样既可防止肺部淤血，也可使痰液容易咳出，有助于康复。患儿的衣物、被褥不要太厚，过热会使患儿烦躁，导致呼吸急促，加重呼吸困难。如出现呼吸急促，可用枕头将背部垫高，以利于呼吸畅通。要及时清除患儿鼻痂及鼻腔内的分泌物，有痰液妨碍患儿呼吸时要让患儿咳出痰液，不会咳的要吸出痰液，以保持呼吸道通畅。

肺炎儿童的居家环境，要保持安静、整洁，保证患儿休息。工作中常见到在患儿的身边总是围着许多的长辈亲朋，这样一方面由于人多吵闹，不利于患儿休息；同时人多，呼出的二氧化碳积聚在内，污浊的空气不利于肺炎的康复。因此，室内人员不要太多，探视者逗留时间不要太长。禁止在患儿室内吸烟。要勤开窗户，使室内空气流通，阳光充足，可减少空气中的致病细菌数量，而且阳光中的紫外线还有杀菌作用。但应避免穿堂风，这样有利于肺炎的恢复。

（吕园园　彭　波　苗同艳）

第五章 肺 结 核

肺结核是最为常见的一种结核病，是由于结核分枝杆菌在肺部感染所引起的一种对健康危害较大的慢性传染病。一年四季都可以发病，15～35 岁是结核病的高发年龄。潜伏期 4～8 周，主要经呼吸道传播，传染源主要是排菌的肺结核患者的痰。本病初期症状比较轻微，不易引人注意。全身症状主要有低热，常在午后或劳动后体温升高；入睡后出汗（盗汗）；疲倦乏力，性情急躁；体重减轻、消瘦；月经失调等。呼吸系统症状主要有咳嗽，青年人咳嗽 3 周以上应考虑有肺结核的可能；部分患者有咳血或痰中带血，胸部隐痛；病情严重者可有呼吸困难等。

结核菌属放线菌目、分枝杆菌科的分枝杆菌属，分为人型、牛型及鼠型等种类。其中引起人类结核病的主要为人型结核菌，牛型感染少见。结核菌为需氧菌，不易染色，经品红加热染色后，即使用酸性酒精冲洗亦不能脱色，故称为抗酸杆菌。

【病因】

（1）传染源：主要是痰涂片或培养阳性的肺结核患者，其中涂片阳性的肺结核的传染性为强。

（2）传播途径：结核菌主要通过呼吸道传染，活动性肺结核患者咳嗽、喷嚏或大声说话时，会形成以单个结核菌为核心的飞沫核悬浮于空气中，从而感染新的宿主。此外，患者咳嗽排出的结核菌干燥后附着在尘土上，形成带菌尘埃，亦可侵入人体形成感染。经消化道、泌尿生殖系统、皮肤的传播极少见。

（3）易感人群：糖尿病、矽肺、肿瘤、器官移植、长期使用免疫抑制药物或者糖皮质激素者易伴发结核病，生活贫困、居住条件差以及营养不良是经济落后社会中人群结核病高发的原因。越来越多的证据表明，除病原体、环境和社会经济等因素外，宿主遗传因素在结核病的发生、发展中扮演着重要角色，个体对结核病易感性或抗性的差异与宿主某些基因相关。现已筛选出多种人的结核病相关候选基因，例如三类HLA基因区多态性与结核病易感性的关系在国内外均有报道，以Ⅱ类基因为多；在非洲和亚洲人群中的研究表明人类SLC11A1基因多态性与结核病易感性相关。所以，并非所有传染源接触者都可能被感染，被感染者也并不一定都发病。

【诊断依据】

按照新修订的肺结核诊断标准（WS288—2008），肺结核分确诊病例、临床诊断病例和疑似病例。

1. 确诊病例

包括涂阳肺结核、仅培阳肺结核和肺部病变标本病理学诊断为结核病变者三类。

（1）涂阳肺结核：凡符合下列三项之一者为涂阳肺结核病例。

①2份痰标本直接涂片抗酸杆菌镜检阳性。

②1份痰标本直接涂片抗酸杆菌镜检阳性加肺部影像学检查符合活动性肺结核影像学表现。

③1份痰标本直接涂片抗酸杆菌镜检阳性加1份痰标本结核分枝杆菌培养阳性。

（2）仅培阳肺结核：同时符合下列两项者为仅培阳肺结核病例。①痰涂片阴性；②肺部影像学检查符合活动性肺结核影像学表现加1份痰标本结核分枝杆菌培养阳性。

（3）肺部病变标本病理学诊断为结核病变者。

2. 临床诊断病例

凡符合下列条件之一者为临床诊断病例（涂阴肺结核）。

（1）三次痰涂片阴性，胸部影像学检查显示与活动性肺结核相符的病变且伴有咳嗽、咳痰、咯血等肺结核可疑症状。

（2）三次痰涂片阴性，胸部影像学检查显示与活动性肺结核相符的病变且结核菌素试验强阳性。

（3）三次痰涂片阴性，胸部影像学检查显示与活动性肺结核相符的病变且抗结核抗体检查阳性。

（4）三次痰涂片阴性，胸部影像学检查显示与活动性肺结核相符的病变且肺外组织病理检查证实为结核病变者。

（5）三次痰涂片阴性的疑似肺结核病例经诊断性治疗或随访观察可排除其他肺部疾病者。

符合临床诊断病例的标准，但确因无痰而未做痰菌检查的未痰检肺结核按涂阴肺结核的治疗管理方式采取治疗和管理。

注：胸部影像学检查显示与活动性肺结核相符的病变指与原发性肺结核、血行播散性肺结核、继发性肺结核、结核性胸膜炎任一种肺结核病变影像学表现相符。

3. 疑似病例

凡符合下列条件之一者为疑似病例。

（1）5 岁以下儿童：有肺结核可疑症状的同时有与涂阳肺结核患者密切接触史，或结核菌素试验强阳性。

（2）仅胸部影像学检查显示与活动性肺结核相符的病变。

【临床表现】

全身症状：肺结核患者常有一些结核中毒症状，其中以发热最常见，一般为午后 37.4～38℃的低热，可持续数周，热型不规则，部分患者伴有脸颊、手心、脚心潮热感。急性血行播散性肺结核、干酪性肺炎、空洞形成或伴有肺部感染时可表现为高热。夜间盗汗亦是结核患者常见的中毒症状，表现为熟睡时出汗，几乎湿透衣服，觉醒后汗止，常发生于体虚患者。其他症状还有疲乏无力、胃纳减退、消瘦、失眠、月经失调甚至闭经等。

咳嗽：常是肺结核患者的首诊主诉，咳嗽3周或以上，伴痰血时，要高度怀疑肺结核可能。肺结核患者以干咳为主，如伴有支气管结核，常有较剧烈的刺激性干咳；如伴纵隔、肺门淋巴结结核压迫气管支气管，可出现痉挛性咳嗽。

咳痰：肺结核患者咳痰较少，一般多为白色黏痰，合并感染、支气管扩张时常咳黄脓痰；干酪样液化坏死时也有黄色脓痰，甚至可见坏死物排出。

咯血：当结核坏死灶累及肺毛细血管壁时，可出现痰中带血；如累及大血管，可出现量不等的咯血。若空洞内形成的动脉瘤或者支气管动脉破裂，可出现致死性的大咯血。肺组织愈合、纤维化时形成的结核性支气管扩张可在肺结核痊愈后反复、慢性地咯血或痰血。

胸痛：胸痛并不是肺结核的特异性表现，靠近胸膜的病灶与胸膜粘连常可引起钝痛或刺痛，与呼吸关系不明显。肺结核并发结核性胸膜炎会引起较剧烈的胸痛，与呼吸相关。胸痛不一定就是结核活动或进展的标志。

呼吸困难：一般初发肺结核的患者很少出现呼吸困难，伴有大量胸腔积液、气胸时会有较明显的呼吸困难。支气管结核引起气管或较大支气管狭窄，纵隔、肺门、气管旁淋巴结结核压迫气管支气管也可引起呼吸困难。晚期肺结核，两肺病灶广泛引起呼吸功能衰竭或伴右心功能不全时常出现较严重的呼吸困难。

结核性变态反应：可引起全身性过敏反应，临床表现类似于风湿热，主要有皮肤的结节性红斑、多发性关节痛、类白塞病和滤泡性结膜角膜炎等，以青年女性多见。非甾体类抗炎药物无效，经抗结核治疗后好转。

总之，肺结核并无明显特异性的临床表现，有些患者甚至没有任何症状，仅在体检时发现。如伴有免疫抑制状态，临床表现很不典型，起病和临床经过隐匿；或者急性起病，症状危重，且被原发疾病所掩盖，易误诊。

体征：患肺结核时，肺部体征常不明显且没有特异性。肺部体征常与病变部位、性质、范围及病变程度相关。肺部病变较广泛时可有相应体征，有明显空洞或并发支气管扩张时可闻及细湿啰音。若出现大面积干酪性肺炎可伴有肺实变体征，如语颤增强，叩诊呈实音或浊音，听诊闻及支气管呼吸音。当形成巨大空洞时，叩诊呈过清音或鼓音，听诊闻及空洞性呼吸音。支气管结核常可闻及局限性的哮鸣音。两肺广泛纤维化、肺毁损时，患侧部位胸廓塌陷，肋间隙变窄，气管移位，其他部位可能由于代偿性肺气肿而出现相应的体征，如叩诊呈过清音，呼吸音降低等。

【中医认识】

中医称本病为“肺痨”，指以咳嗽、咯血、潮热、盗汗、身体消瘦为主要特征的传染性、慢性、消耗性疾患。又称“痨瘵”“尸注”“鬼注”等。中医学对肺痨的认识历史悠久。肺痨的致病因素主要有两个方面，一为感染痨虫；一为正气虚弱。“凡此诸虫……著于怯弱之人……日久遂成痨瘵之证。”

1. 感染痨虫

早在晋代，葛洪在《肘后备急方》中已认识到本病属于慢性、传染性、消耗性疾病。古人根据本病具有传染的情况，创立了“痨虫”“瘵虫”之说，明确指出瘵虫传染是形成本病不可缺少的因素，因直接接触本病患者，如问病吊丧，看护，骨肉亲属与患者朝夕相处，“痨虫”侵入人体而成病。

2. 正气虚弱

肺痨可发生于各种年龄、体质的人。一般说来，往往在正气虚弱时患肺痨，凡先天禀赋不强，小儿喂养不当；或病后失养，如麻疹、哮喘等病后或外感咳嗽经久不愈，以及产后失于调养等，皆易致痨虫入侵。

痨虫感染和正气虚弱两种病因，可以互为因果。痨虫是发病的原因，正虚是发病的基础。正气旺盛，即使感染痨虫后，也未必发病；正气不足，则感染后易于发病。同时，病情的轻重与内在正气的强弱也有着重要关系。另一方面，痨虫感染是发病的必备条件，痨虫既是耗伤人体气血的直接原因，又是决定发病后病变发展规律、区别于他病的特殊因素。

本病的发病部位，主要在肺。由于脏腑间具有相互资生、互相制约的密切关系，肺病日久可以进一步影响其他脏腑，“其邪辗转，乘于五脏”，其中与脾肾两脏的关系最为密切。本病病理性质以阴虚火旺为主，朱丹溪概括痨瘵的病理为“主乎阴虚”。由于阴阳互根，阴虚则火旺，可发展为气阴两虚，甚则阴损及阳。常见证型有：

1. 肺阴亏虚

症状：干咳，咳声短促，或咳少量黏痰，或痰中带血丝或血点，血色鲜红，胸部隐痛，午后手足心热，口干咽燥，或有轻微盗汗，舌边尖红，苔薄，脉细或细数。

2. 阴虚火旺

症状：呛咳气急，痰少质黏，或吐稠黄痰，量多，时时咯血，血色鲜红，午后潮热，骨蒸，五心烦热，颧红，盗汗量多，口渴，心烦，失眠，性情急躁易怒，或胸胁掣痛，男子可见遗精，女子月经不调，形体日渐消瘦，舌红而干，苔薄黄或剥，脉细数。

3. 气阴耗伤

症状：咳嗽无力，气短声低，咳痰清稀色白，偶或痰中夹血，或咯血，血色淡红，午后潮热，伴有畏风，怕冷，自汗与盗汗并见，面色㿠白，颧红，纳少神疲，便溏，舌质嫩红，或舌淡有齿印，苔薄，脉细弱而数。

4. 阴阳两虚

症状：咳逆喘息少气，咳痰色白，或夹血丝，血色暗淡，潮热，自汗，盗汗，声嘶或失音，面浮肢肿，心慌，唇紫，肢冷，形寒，或见五更泄泻，口舌生糜，大肉尽脱，男子滑精、阳痿，女子经少、经闭，舌质光淡隐紫，少津，脉微细而数，或虚大无力。

【中医保健措施】

一、未病先防

结核菌在肺部感染是引起肺结核的直接原因。呼吸道感染是肺结核的主要感染途径，飞沫感染为最常见的方式。传染源主要是排菌的肺结核患者（尤其是痰涂片阳性、未经治疗者)的痰液。肺结核的发病主要取决于入侵结核菌的数量、毒力和个人的抵抗力两个方面。结核菌进入人体后,人体自身会调动一切防御功能进行斗争,如果人体抵抗力强,结核菌被杀灭,则人体并不发病,即使发病亦比较轻,且易治愈;反之,如果人体抵抗力处于劣势,结核病常易于发展。因此,肺结核的预防,主要是控制传染源,减少受感染机会;保护易感人群。

(1)儿童应按时接种卡介苗。接种后可增加免疫力,虽然不能避免被结核杆菌感染而患病,但可以建立对结核杆菌的免疫能力,减轻发病后结核杆菌所造成的损害,提高自愈的可能,同时显著减少肺外结核的发病。

(2)凡痰中找到结核杆菌的患者外出应戴口罩,不要对着别人面部讲话,不可随地吐痰,应吐在手帕或废纸内,集中消毒或用火焚烧灭菌。痰液可用5%～12%的来苏溶液浸泡2～12小时消毒。患者应养成分食制习惯,因为与患者共餐或食入被结核杆菌污染的食物可引起消化道感染。

(3)痰菌阳性患者应隔离。若家庭隔离,患者居室应独住,饮食、食具、器皿均应分开。被褥、衣服等可在阳光下暴晒2小时消毒,食具等煮沸1分钟即能杀灭结核杆菌。居室应保持空气流通、阳光充足,每日应打开门窗3次,每次20～30分钟。一般在痰菌阴性时,可取消隔离。

(4)加强营养。多食高热量、高蛋白质、富含维生素的食物,如牛奶、鸡蛋、鱼、瘦肉、新鲜蔬菜和水果等,增强机体抵抗力。

(5)加强体育锻炼,增强抗病能力。每日可进行数次深呼吸或练习吹气球,以锻炼肺活量,也可散步、做操、打太极拳等。

(6)儿童,老年人,糖尿病、矽肺、艾滋病或HIV感染者,由于机体免疫力低下而普遍易感,故应尽量减少公共场所活动,同时要根据气候变化增减衣物,积极预防感冒,以免抵抗力低下而染病。

(7)养成良好的生活习惯。规律作息,戒烟限酒,保持良好的心态、乐观的情绪。

二、既病防变

补虚培元、抗痨杀虫为治疗肺痨的基本原则。补虚培元，旨在增强正气，以提高抗病能力，促进疾病的康复。就病理性质而言，补虚以滋阴为主，若合并气虚、阳虚者，则当同时兼顾益气、温阳；就脏腑而言，补虚重在补肺，并注意脏腑整体关系，同时补益脾肾。抗痨杀虫，旨在针对本病的特异病因进行治疗。正如《医学正传·劳极》中所说："治之之法，一则杀其虫，以绝其根本；一则补虚，以复其真元。"另外，还应适时结合清火、祛痰、止血等法进行治疗。

（一）肺阴亏虚

治法：滋阴润肺，杀虫止咳。

方药：月华丸。

组成：北沙参、麦冬、天冬、生地、熟地、百部、獭肝、川贝、桑叶、白菊花、阿胶、三七、茯苓、山药等。

加减：咳嗽频繁而痰少质黏者，加百合、杏仁、炙枇杷叶；痰中带血丝较多者，加白及、仙鹤草、白茅根、蛤粉炒阿胶；潮热骨蒸甚者，酌加银柴胡、地骨皮、功劳叶、青蒿。

（二）阴虚火旺

治法：滋阴降火。

方药：百合固金汤。

组成：百合、麦冬、玄参、生地、熟地、当归、芍药、桔梗、贝母、甘草等。

加减：若火旺较甚，热势明显升高，酌加胡黄连、黄芩、黄柏；痰热蕴肺，咳嗽痰黄稠浊，酌加桑白皮、知母、金荞麦根、鱼腥草；咯血较著者去当归，加黑山栀、紫珠草、大黄炭、地榆炭；血出紫黯成块，伴胸胁掣痛者，可酌加三七、茜草炭、花蕊石、蒲黄、郁金；盗汗甚者可选加乌梅、煅牡蛎、麻黄根、浮小麦；声音嘶哑或失音者可加诃子、木蝴蝶、凤凰衣、胡桃肉。

（三）气阴耗伤

治法：益气养阴。

方药：保真汤。

组成：党参、黄芪、白术、茯苓、甘草、天冬、麦冬、生地、熟地、当归、白芍、地骨皮、黄柏、知母、柴胡、莲心、厚朴、陈皮等。

加减：咳嗽痰稀，可加紫菀、款冬花、苏子；夹有湿痰症状者，可加半夏、陈皮；咯血量多者可酌加花蕊石、蒲黄、仙鹤草、三七；纳少腹胀，大便溏薄等脾虚症状明显者，酌加扁豆、薏苡仁、莲子肉、山药。

（四）阴阳两虚

治法：滋阴补阳。

方药：补天大造丸。

组成：党参、黄芪、白术、山药、茯苓、白芍、地黄、当归、枸杞、龟板、鹿角胶、紫河车、枣仁、远志等。

加减：肾虚气喘加胡桃肉、蛤蚧、五味子；五更泄泻加煨肉豆蔻、补骨脂。

（五）抗结核单味中药

目前对抗结核单味中药的研究较多，已深入到单味药的有效成分甚至化学结构式，有的已获批准文号并应用于临床。

1. 水车前

水车前为水鳖科水车前的全草，即《本草纲目》中记载的龙舌草。《贵阳民间草药》中记载用龙舌草治疗肺结核；山东泰安民间也有用水车前草治疗淋巴结结核的记载。李华安等以水车前全草的浸膏进行体外抑制结核分枝杆菌实验，结果表明水车前的水煎浸膏对人体病灶分离培养的结核分枝杆菌有较强的抑制和杀灭作用。

2. 猫爪草

猫爪草最早载于《中药材手册》，后经鉴定，原植物为毛茛科属植物小毛茛。猫爪草的三种制剂（煎剂、生药粉末及醇提液）在体外对强毒人型结核菌（H37RV）均有不同程度的抑菌作用。

3. 苦参碱

苦参碱是从中药苦参中分离出的单体生物碱，具有提高免疫力、抗病毒、抗炎、抗肿瘤、保护肝脏功能等方面的药物活性。实验证实，苦参碱虽有抑菌作用，可减缓细菌生长的速度，但不能杀死结核菌。

4. 狼毒甲素、狼毒乙素

狼毒甲素、狼毒乙素为大戟科植物狼毒大戟和月腺大戟根中提取物，有较好的抗结核作用。中药优福宁是狼毒提取有效成分浓缩而成的碱性糖浆膏。胡树德等选用月腺大戟(白狼毒)加工制得优福宁，通过体外和体内抗结核菌试验表明：优福宁对人型结核分枝杆菌敏感株或高度耐链霉素、异烟肼菌株的MIC均为100～350毫克/升，故优福宁可用于临床上耐药结核菌感染的患者。但优福宁作用缓慢，临床上疗程不宜过短，并应与异烟肼和利福平、吡嗪酰胺联合化疗。目前已有商品化的优福宁胶囊，是我国生产的抗结核纯中药制剂，为国家二级中成药保护品种。

5. 黄连素

汪仲元首次报道黄连素对结核分枝杆菌有抑制作用，而匡铁吉等通过体外抑菌试验证实，黄连素对H37RV有抑制作用，且随浓度不同而表现出不同的活性：100毫克/升时有杀菌作用，60毫克/升时有抑菌作用。

6. 大蒜素

大蒜素是鲜大蒜经大蒜酶分解产生的大蒜氨酸。刘金伟等通过体外抑菌实验发现，高浓度的大蒜素对结核分枝杆菌有很强的杀灭和抑制作用。

7. 白头翁

白头翁体外对结核菌有抑制作用，又有增强免疫作用，研究发现其能对抗异烟肼和利福平的肝毒性，具有保肝作用。白头翁与异烟肼和利福平联合应用有可能增强疗效，降低患者不良反应。

8. 啤酒花

啤酒花中的蛇麻酮及草酮对结核杆菌有抑制作用。草酮和蛇麻酮具有良好的脂溶性，较易进入结核菌的蜡膜而起特殊的亲和作用，从而抑制结核菌。

其他报道的单味中药制剂：射干水煎剂对人型结核分枝杆菌有较强的抑制作用；体外实验证实，大蓟乙醇浸剂对人型结核分枝杆菌有抑制作用；高浓度蒲黄煎剂在试管内能抑制结核菌的生长。其他如远志、北豆根、苍术、夏枯草、淫羊藿、白及、黄芩、冬虫夏草、功劳叶、葎草、金银花、栀子、蒲公英、菊花、茵陈、连翘、厚朴、百部、地榆、红粉、白降丹、五味子等单味中药在体内外试验中都发现了有一定的抗结核活性。

（六）抗结核复方制剂

中药复方制剂体现祖国医学在治疗疾病时重视整体观的优点，通过各种药物的合理配伍，全面调节整体功能，可达到单一西药治疗不能达到的良好效果。中药的抗结核复方制剂在强调抗结核菌的同时，更重视对机体免疫功能的双向调节。

1. 芪贝胶囊复方制剂

芪贝胶囊是基于“肺痨气阴两虚”的理论，通过养阴益气，调补肺肾研制而成，属于国家三类新药。它的主要成分：黄芪、冬虫夏草、蛤蚧、川贝母等，具有抗菌、止咳、平喘、去痰及增强机体免疫力的药理作用。

2. 回生灵系列

回生灵系列中药制剂中，回生膏药油对临床多耐结核菌株都有抑制作用；回生灵对小鼠免疫功能，特别是免疫抑制小鼠的免疫功能有一定增强作用；回生灵系列药物是通过内服丸药、外贴膏药两条途径治疗各种结核病及难治性结核病。其外用膏药“润肺化核膏”获得国药“准”字号批文。

3. 杨氏欣痨宁胶囊

杨氏欣痨宁对豚鼠结核模型有显著的抗结核作用，以高中剂量尤为明显，与异烟肼合用具有一定的协同作用。

其他如白及散（白及、百部、牡蛎、炮山甲等组成）、芩部丹（黄芩、百部、丹参）、葎草合剂（葎草、百部、白及、夏枯草等）、抗痨丸（矮地茶、白及、百部、穿破石、桑白皮、五指毛桃）、肺结核丸（白及、土鳖虫、制何首乌）等均有一定的抗结核作用。

（七）改善结核及化疗药物的中毒症状

刘氏以秦艽鳖甲汤治疗肺结核中毒症状；李氏用护肝汤（垂盆草、凤尾草、广郁金、枳壳、白术、黄芩、柴胡、黄芪)治疗肺结核抗痨治疗中血清丙氨酸氨基转移酶(ALT)异常者;高氏用养阴止血汤(生地、熟地、玄参、麦冬、炒白芍、牛膝、川贝、甘草、当归、炒栀子、丹皮、仙鹤草、白茅根、藕节、炙百合)随证加减治疗肺结核咯血等,均取得较好疗效。

(八)改善患者免疫水平,增强机体抗病能力

中药结合抗痨治疗,具有改善患者免疫水平,增强机体抗病能力,促进病变吸收和治愈的作用。李氏用扶正固本丸(黄芪、党参、白术、黄精、制首乌、桑寄生、甘草等)、阮氏采用黄芪伍用抗结核药治疗肺结核等,患者免疫功能均有改善,肺结核治愈率明显提高。

【病后保健】

一、生活调理

俗话讲"三分治七分养",对已经感染结核者,除药物控制外,良好的家庭护理和自我调养非常重要。

(1)舒适的养病环境。最好住阳光充足、安静的单间,居处空气新鲜。居室地面每天用湿拖把拖并经常开窗通风,被褥、枕套勤放阳光下暴晒。

(2)生活要有规律,尤其要注意适当休息。起床、午休、晚上睡眠都应定时,每天保证充足的睡眠。当病情处于急性进展期,有发热、咳嗽、咯血等症状时,应绝对卧床休息,在卧床期间也不宜多阅读书报和看电视。病情轻、症状少的患者每天也应保证10小时以上的睡眠,万万不可熬夜工作和打麻将。

(3)要养成良好的个人卫生习惯。平时应保持室内通风、空气清洁,勤洗澡、勤换衣,严禁随地吐痰,不要与别人面对面咳嗽、打喷嚏和大声说笑。餐具要专用,用后要煮沸消毒。家人与患者近距离接触时最好戴口罩。口罩要每天清洗,清洗以前要煮沸消毒。患者痰液要吐在纸上或痰盂里,进行焚烧或消毒后倒掉。

(4)保持良好的精神状态。要怡情悦志,禁恼怒,息妄想,树立战胜疾病的

信心及决心，不可悲观忧愁。心情舒畅能促进食欲，增强消化液的分泌和消化道的功能。同时，愉快的心情能保证良好的睡眠和休息，提高机体的抗病能力，加上有效的药物治疗，身体可以更快康复。因此，每一个肺结核患者，除规律治疗外，还要特别注意控制自己的情绪。

(5)动静、劳逸结合。要参加力所能及的事情和适当的户内户外活动，如散步、绘画、下棋、养花等。好转期的患者，可以增强活动时间和强度，做些轻微家务劳动，为恢复正常工作做好准备，但绝对不能超过负荷能力，以不感到疲劳为宜。病情已稳定的患者，可以恢复正常工作，但不可过于疲劳，业余时间应保证休息，否则可能导致病情复发。

(6)防寒保暖，尤其加强室外和室内的保暖。室外气温下降，风大天寒，外出时要适当添衣戴帽，卧室除保持一定的温度外，被褥的保暖性也要增强，不可过寒，防止受凉后体质下降加重病情或合并感染。

二、饮食调理

(一)饮食调护

肺结核病是慢性消耗性疾病，治疗要从整体出发，正规使用抗结核病药物的同时必须加强营养，按照肺结核“三高两禁”的营养法则，补给充足营养，满足结核病灶修复的需要，促进机体早日康复。

1. 饮食宜富有营养

多食新鲜蔬菜、水果，可常食瘦肉、蛋、雌鸡、老鸭、牛羊乳、甲鱼、团鱼等。亦可食山药、百合、白木耳、莲子肉、梨、藕、枇杷之类的补肺润燥生津之品。

2. 高热量饮食

结核病是一种慢性消耗性疾病，热量需要超过正常人，一般要求达到每千克体重供给125.5千焦(30千卡)，全日总摄入量为8368千焦(2000千卡)左右，一般按照轻体力劳动者10041.6千焦(2400千卡)/天、中度体力劳动者11715.2千焦(2800千卡)/天、重度体力劳动者13388.8千焦(3200千卡)/天供给热量。热量主要来源于脂肪和碳水化合物。脂肪主要来源于动物油和植物油，植物油如芝麻油、豆油、花生油；碳水化合物主要来源于全麦面粉、大米、玉米、小米、红薯、土豆、山药等。

3. 高蛋白质饮食

因肺结核患者蛋白质消耗多，且蛋白质是修补组织的重要营养素，有益病灶愈合和病体康复，故宜给予肺结核患者高蛋白质饮食。结核病患者每日蛋白质摄入量为每千克体重 1.5 克以上，以优质动、植物蛋白质为主，如乳类、蛋类、鱼类、肉类、动物内脏和豆制品等，应占总蛋白质摄入量的 50% 以上。牛奶中含有丰富的酪蛋白和钙质，患者可经常食用。结核患者根据病情轻、中、重的不同，蛋白质的供给量也不同，一般轻度 65～70 克/天，中度 70～75 克/天，重度 75～85 克/天。

4. 高维生素饮食

肺结核患者应重点补充维生素 A、B 族维生素、维生素 C、维生素 D。维生素 A 增强机体的免疫力，维生素 D 促进机体对钙的吸收，维生素 C 有利于病灶的愈合和血红蛋白的合成，而 B 族维生素可以改善食欲。新鲜蔬菜和水果是维生素的主要来源，乳制品、蛋、动物内脏等含维生素 A 丰富，酵母、花生、豆类、瘦肉等富含维生素 B_6，饮食调理时可以酌情调配。

5. 禁止吸烟和饮酒

吸烟会增加对呼吸道和消化道的刺激，增加支气管痰液的分泌，使咳嗽加剧，同时降低抗结核药物的血药浓度，不利于肺结核的治疗，加重潮热、咯血、盗汗等症状。饮酒能增加抗结核药物对肝脏的毒性作用，导致药物性肝炎，又能使机体血管扩张，加重患者咳嗽、咯血等症状。所以，肺结核患者患病期间最好禁烟、禁酒。

6. 注意补充矿物质

结核病痊愈过程中的钙化，需要大量钙质。牛奶和奶制品，因其含有丰富的酪蛋白和较多的钙，都有利于结核灶的钙化，因此多饮牛奶是补钙的最佳选择，每天饮 250～500 克牛奶可满足机体对钙的需求。含钙高的食品还有骨头汤、贝类食物等。

肺结核患者由于咯血而容易造成贫血，结核病本身对人体造血功能也有抑制作用，故养血、补血食物不可少。可以多吃一些富含铁质的绿叶蔬菜和水果，如菠菜、芹菜、油菜、苋菜、番茄、杏、桃、红枣、橘子、杨梅及菠萝等，以及一些粗粮、豆类、黑木耳、动物肝脏、瘦肉等。排骨含有直接生血原料，排骨的髓腔内，都积存大量的补血成分，多喝排骨汤对结核病患者有利。

7. 注意饮食调配

结核病患者或因病或因服用抗结核药物，胃口常常不好。因此，对结核病患者要提倡食物多样化，荤素搭配，做到色、香、味俱全，以刺激患者食欲，增加食量。根据早饭宜好、午饭宜饱、晚饭宜少的饮食习惯，早饭营养宜高一些、精一些，便于营养的吸收与补充。以下食谱供参考：

(1)早餐：牛奶 500 克，鸡蛋 1 个，适当的包子；午餐：馒头 200 克，蔬菜 200 克，肉 100 克，植物油适量；晚餐：汤＋菜 150 克，蛋一个或豆制品 50～100 克。

(2)早餐：豆浆 500 毫升，鸡蛋 1 个，适量油条，蔬菜 50 克；午餐：面条 200 克，包子 1 个，鱼 200 克，植物油适量；晚餐：鸡蛋 1 个，蔬菜 100 克，适量的汤。

(3)早餐：牛奶 250 毫升，肉末粥 100 克，包子 2 个；午餐：鱼块 300 克，豆腐菜 100 克，馒头 100～200 克，蔬菜 200 克，植物油适量；晚餐：菜 100 克，粥 100 克，睡前牛奶 250 毫升。

糖尿病患者不宜使用以上方案，需适当调整，控制血糖。另外，遇到特殊病情需营养师指导，病灶活动期应在此基础上加大营养。以上每天营养的总量，可以采取少食多餐来补充。

8. 饮食宜忌

中医认为肺结核属肺阴虚或虚热阴伤，其治疗应循滋阴降火。可多食有滋阴退虚热作用的鳗鱼、鳖、乌龟、黑鱼、鸭蛋、鸭、银耳、甘蔗、菱、黑木耳、海蜇皮、山药、豆浆、香蕉、梨、西瓜等品，而具有辛辣生痰助火的葱、韭、洋葱、辣椒、胡椒、姜、八角及油煎和干烧等品应不吃或少吃。肺结核患者的饮食烹调也要注意方法，一般以蒸、煮、炖等为佳，而煎、炸、爆、烩、炙、炒等法均不宜。另外，在服用异烟肼期间，忌食鲤鱼、无鳞鱼、海鱼、茄子等，以免发生过敏反应，其他食物不要胡乱忌口，以免导致营养不足或影响食欲。

9.根据结核病的不同时期制订相应的饮食原则

病灶活动期，患者多有结核中毒症状，消化功能较差，食欲减退，这时要结合患者的口味提供清淡、可口、营养丰富、容易消化的食物，以提高患者的食欲。如藕粉、梨汁、橘子、番茄、汤面条、稀饭、豆浆、鸡汤等。

疾病恢复期，患者的食欲已经恢复，活动量逐渐增加，必须补充足够的营养以加速疾病的康复。要加倍补充高热量、高蛋白质、高维生素的食品，如鸡蛋、牛奶、羊奶、瘦肉、鱼类、各种豆制品、核桃、花生及各种新鲜蔬菜和水果等。

病重期间，患者的食欲一般较差，身体所需的营养和热量都很高，此时要想方设法地改善患者口味以提高食欲。饮食必须做到多样化，讲究科学的烹调方法，使饭菜的色、香、味、形俱佳，从而刺激患者的食欲。

（二）中医食疗

肺结核是一种慢性消耗性疾病，治疗应从整体出发，扶正固本，药膳与食疗兼顾。

常用单方、验方、中成药列举：

（1）功劳叶茶：鲜嫩功劳叶 60 克，水煎数沸，代茶频饮。适用于结核病之潮热，咳嗽咯血等。

（2）薯蓣茶：生怀山药 64 克，绞汁，稍煎，代茶徐徐温饮。主治肺结核肺脾两亏而引起的潮热，咳喘，自汗，乏力，以及脾肾气虚，小便不利而致的大便泄泻等。

（3）参叶茶：参叶 10 克，水煎或开水冲泡，代茶饮。主治肺结核之骨蒸劳热等。

（4）枸骨叶茶：枸骨嫩叶 32 克，烘干，开水冲浸，代茶徐徐饮之。适用于治疗肺结核。

（5）百合 150 克，糖适量。水煎服，具有润肺止咳的作用。适用于肺阴亏虚者。

(6)苦丁茶：枸骨叶、茶叶各500克。将上药晒干，共为粗末，混合均匀，加入适量面粉糊作黏合剂，用模型压成块状或饼状，烘干即得，每块重约4克。开水冲泡，代茶饮，每次1块，成人每日2～3次。主治肺结核咳嗽，腰膝痿弱等。

(7)沃雪茶：生山药45克，牛蒡子(炒捣)12克，柿霜饼18克。先将山药、牛蒡子煮汤，去渣，再入柿霜饼泡溶即可。不拘时饮。主治肺脾气阴不足而引起的虚热，肺痨咳嗽，喘逆，饮食懒进者。

(8)芝麻杏仁茶：黑芝麻15克，杏仁15克，茶叶2克，白糖20克。将黑芝麻、杏仁一起碾碎，茶与白糖一块加入，冲开水饮用。有清火养肺功效，可用于增强肺结核患者的抵抗力。

(9)小麦大枣茶：绿茶1克，浮小麦200克，大枣30克，莲子25克，生甘草10克。后四味加水煎至浮小麦熟后，再加入绿茶即可。每次服100毫升，日服1剂。适用于肺结核虚热者。

10.鸡蛋蜂蜜茶：绿茶1克，鸡蛋1～2个，蜂蜜25克。将300毫升水煮沸后加入绿茶、鸡蛋、蜂蜜，待蛋熟后即可，每天早餐后服1次，45天为1个疗程。适用于肺结核的辅助治疗。

11.桑叶止血茶：霜桑叶不拘量，绿茶适量。将桑叶焙干研末，瓷罐封贮备用。每日1～2次，每次取末9克，以绿茶3克，煎汤或沸水冲泡，候冷送服。有清热泻火、凉血止血功效。适用于肺热咳嗽，痰中带血，或支气管扩张咯血，肺结核咯血，鼻衄，齿衄等症。

12.苓藕饮：藕120克，茯苓12克，山药12克，百合10克，大枣10个。将藕洗净切片，与茯苓、山药、百合、大枣合煮熬汁，待成浓汁为度。代茶饮。适用于气阴两虚型肺结核。

常用的食疗食谱列举：

1. 黄精煎

【原料】黄精30克，冰糖50克。

【制法】黄精用冷水泡发，加冰糖，用小火炖煮1小时即可。

【用法】每日 2 次，3～5 天为 1 个疗程。

【功效】滋阴润肺。适用于肺虚咳嗽及气虚型肺结核。

2. 二根柏叶散

【原料】白茅根、蒿草根各 10 克，大葱、侧柏叶各 6 克。

【制法】各药烧灰，研成细末，用纸包好放地上，隔夜去火毒。用时将白藕捣汁或用萝卜捣汁调服 15 克。

【用法】每日 2 次，3～5 天为 1 个疗程。

【功效】清肺止咳止血。适用于肺结核咯血。

3. 及部牡蛎三甲散

【原料】白及、百部、牡蛎、炮三甲等份。

【制法】取上述各药研末，如病灶有活动，百部加倍。

【用法】每服 3～5 克，日服 2～3 次。

【功效】宣肺止咳，清热止血。适用于肺结核。

4. 羊髓生地羹

【原料】羊脊髓、蜂蜜各 50 克，生地 10 克，熟羊脂油 15 克，黄酒 25 克，生姜丝、精盐各少许。

【制法】先将羊脊髓、生地一同放入锅内，加水煮汤至熟透，捞去药渣，再加入熟羊脂油、精盐、生姜丝、黄酒、蜂蜜等，加热至沸即成。

【用法】趁热一顿或分顿食用，每日早晚各 1 次，3～5 天为 1 个疗程。

【功效】滋阴清热，止咳化痰。适用于肺结核之低热、咳嗽、咳痰等症。

5. 银耳鸽蛋羹

【原料】银耳 2 克，冰糖 20 克，鸽蛋 1 个。

【制法】先将银耳用清水浸泡 20 分钟后揉碎，加水 400 克，用武火煮沸后加入冰糖，以文火炖烂；然后将鸽蛋打开，用文火蒸 3 分钟，再放入炖烂的银耳羹中，煮沸即成。

【用法】饮汤，吃银耳和鸽蛋。每日 1 次，3～5 天为 1 个疗程。

【功效】养阴润肺，益胃生津。适用于肺结核干咳。

6. 胡萝卜蜂蜜汤

【原料】胡萝卜1000克，蜂蜜100克，明矾3克。

【制法】将胡萝卜洗净切片，加水350克，煮沸20分钟，去渣取汁，加入蜂蜜、明矾，搅匀，再煮沸片刻即成。

【用法】日服3次，每次服50克。

【功效】祛痰止咳。适用于咳嗽痰白、肺结核咳血等症。

7. 甲鱼滋阴汤

【原料】甲鱼肉250克，百部、地骨皮、知母各9克，生地24克，精盐适量。

【制法】将甲鱼放入沸水锅中烫死，剁去头爪；揭去硬壳，掏出内脏，洗净后切成1厘米见方的块，与洗净的百部、地骨皮、知母、生地一同放入砂锅内，加水适量，用武火煮沸，再转用文火炖2小时，加精盐调味即成。

【用法】佐餐食用，日服1剂。

【功效】滋阴清热，抗衰老。适用于肺结核潮热、盗汗、手足心热等阴虚证。

8. 鸡肝牡蛎瓦楞子汤

【原料】鸡肝1～2具，生牡蛎15～24克，瓦楞子12～15克。

【制法】将鸡肝洗净切开，生牡蛎、瓦楞子打碎；先煎牡蛎、瓦楞子，60分钟后下鸡肝，待鸡肝熟后取汤饮用。

【用法】取汤饮用，日服1剂。

【功效】补肝肾，消积化痰。适用于慢性咳嗽发热、痞积、肺结核、淋巴结核等。

9. 雪梨菠菜根汤

【原料】雪梨1个，菠菜根、百合各30克，百部12克。

【制法】将雪梨洗净切块，菠菜根洗净切成段，与百合、百部一同入锅，加水适量，煎汤，水沸后40分钟即成。

【用法】不拘时饮用。

【功效】清热，滋阴，润肺。适用于肺结核。

10. 银耳羹

【原料】银耳5克，鸡蛋1个，冰糖60克，猪油适量。

【制法】银耳发泡好，煮熟烂，鸡蛋取蛋清，加冰糖并同时倒入银耳搅匀，起锅，加少许猪油即成。

【用法】每日酌量食用。

【功效】滋阴润肺。适用于肺结核阴虚型。

11. 三百童子鸡

【原料】炙百部、蜜百合、白及、贝母、天冬各 30 克，童子鸡 1 只。

【制法】将诸药布包，子鸡去毛杂，纳诸药于鸡腹中，文火炖熟，去药渣、食鸡饮汤。

【用法】每周 1 次，3 个月为 1 个疗程，连续 2～3 个疗程。

【功效】补肺养精。适用于空洞性肺结核。

12. 骨皮老鸭汤

【原料】老鸭 1 只，地骨皮 20 克，生姜 3 片，调料适量。

【制法】将老鸭去毛杂，洗净，切块；余药布包，同入锅中，加清水适量同煮至老鸭熟后去药包，调味服食。

【用法】每周 1 次，3 个月为 1 个疗程，连续 2～3 疗程。

【功效】滋阴润肺，凉血止咳。适用于肺结核肺阴亏损型。

13. 四宝炖乳鸽

【原料】乳鸽 2 只（约 600 克），山药、银杏各 100 克，香菇 30 克，枸杞 10 克，调料适量。

【制法】将乳鸽闷死后，去脚、翼尖，放入沸水锅中焯水，捞起冲净，山药切成小滚刀块；香菇发开洗净。取鸡清汤 500 克，置锅中，纳入银杏、山药、香菇、枸杞、乳鸽及葱段、姜片、料酒、精盐、味精等调味品，入笼中蒸约 2 小时，去葱、姜即成。

【用法】每周 1～2 剂，3 个月为 1 个疗程，连续 2～3 个疗程。

【功效】益精补虚，润肺降火。适用于肺结核肺阴虚型。

14. 二汁百合饮

【原料】野百合 60 克，甘蔗汁 20 毫升，萝卜汁 20 毫升。

【制法】将野百合放入锅内，加水适量。将锅置旺火上熬煮至百合熟烂后加入甘蔗汁、萝卜汁。

【用法】于临睡前服食，每日 1 次，常服甚佳。

【功效】滋阴润肺。适用于肺结核肺阴虚型。

15. 沙参心肺汤

【原料】沙参 15 克，玉竹 15 克，猪心、肺各 1 具，葱 25 克，盐 3 克。

【制法】将猪心、肺洗净切块，与沙参、玉竹一起放入锅内，加入葱、清水适量，先用武火煮沸后改用文火炖 1.5 小时，心、肺熟透调味即成。

【用法】每日 2 次，每次 1 碗。可常食。

【功效】滋补肺胃，养阴降火。适用于空洞性肺结核。

16. 芭蕉猪肺汤

【原料】芭蕉花 60 克，猪肺 250 克，生姜 3 片，调料适量。

【制法】将猪肺洗净，切块，放锅中，加清水煮沸后，去浮沫，下芭蕉花、生姜及调料等，煮至猪肺烂熟后，食盐、味精调服。

【用法】每周 1～2 剂，3 个月为 1 个疗程，连续 2～3 个疗程。

【功效】滋阴清热，清金降火。适用于肺结核阴虚火旺型。

17. 金脏百合汤

【原料】猪肺 1 具，百合 30 克，香藤根 10 克，桂皮 5 克，调料适量。

【制法】将猪肺洗净血污、切块，香藤根、桂皮布包，加清水适量共炖至猪肺熟后，去药包，调入胡椒粉、食盐、味精适量服食

【用法】每周 1～2 剂，3 个月为 1 个疗程，连续 2～3 个疗程。

【功效】滋养肺肾，止咳化痰。适用于肺结核干咳少痰，胸痛胸闷，纳差食少等。

18. 虫草燕窝猪肝汤

【原料】虫草 5 克，燕窝 10 克，猪肝 150 克，调料适量。

【制法】将燕窝泡软、洗净，猪肝洗净、切片，加生粉勾芡，锅中放清水适量，煮沸后，下猪油，葱、姜、椒适量，待沸后下虫草、燕窝、猪肝，煮至熟后，调入食

盐、味精适量服食。

【用法】每日1剂,3个月为1个疗程,连续2～3个疗程。

【功效】养阴润肺。适用于肺痨阴虚,干咳少痰等。

19. 百合二肉汤

【原料】百合30克,莲子肉35克,猪瘦肉250克,生姜3片,调料适量。

【制法】将百合、莲子肉用清水泡发,猪瘦肉洗净、切丝,加葱、姜、椒、盐、淀粉等勾芡。先将百合、莲子肉加清水煮沸10分钟后,下猪瘦肉丝,煮至熟,食盐、味精调味服食。

【用法】每周1～2剂,3个月为1个疗程,连续2～3个疗程。

【功效】润肺止咳,滋阴清热。适用于肺结核手足心热,干咳,痰中带血,如丝如点等。

20. 虫草阿胶白及膏

【原料】冬虫夏草20克,阿胶60克,白及30克,冰糖80克。

【制法】将虫草、白及焙干研末,同置锅中,纳入冰糖、阿胶,炖至溶化后收膏备用。

【用法】每次1～2汤匙,每日2～3次,温开水送服。

【功效】润肺清热,凉血止血。适用于肺结核咳嗽,咳血,血色鲜红,胸痛,潮热等。

21. 牛乳大枣粥

【原料】牛乳100克,大米50克,大枣10枚,白糖适量。

【制法】将大枣去核备用。先取大米淘净,加清水适量煮粥,待沸后下大枣,煮至粥熟,纳入牛乳和白糖,再煮一二沸即成。

【用法】每日1剂,1个月为1个疗程,连续2～3个疗程。

【功效】健脾益气。适用于肺脾气虚所致的肺结核,纳差等。

22. 玉液乳蜜膏

【原料】鸭梨1000克,白萝卜1000克,牛乳、蜂蜜、鲜姜各250克,黄酒少许。

【制法】将梨、卜、姜洗净，分别榨取汁液。将萝卜汁、梨汁同入锅中文火炼成膏状时，加入姜汁、乳、蜜及黄酒拌匀，文火煮熬片刻，候温装瓶备用。

【用法】每取1～2汤匙，每日3次，早、中、晚温开水冲服。

【功效】清热润肺。适用于肺结核低热。

23. 猪肺蘸白及薏苡仁散

【原料】猪肺1具，白及15克，薏苡仁30克。

【制法】将白及、薏苡仁研末备用。取猪肺洗净、切块，文火煮熟后，去猪肺块蘸白及薏苡仁散服食。

【用法】每日1剂，连续5～10天。

【功效】利湿，清热，止血。适用于肺结核湿热犯肺，损伤肺络所致的咳嗽、咯血等。

24. 浮麦羊肚汤

【原料】浮小麦30克，羊肚150克，白糖适量。

【制法】先将猪肚洗净，与浮小麦加水同煮至羊肚熟后，去渣取汁，加白糖适量饮服。

【用法】每日1剂，连续5～10天。羊肚可取出佐餐服食。

【功效】益气敛汗，清退虚热。适用于肺结核所致的阴虚盗汗，五心烦热，失眠多梦，形体消瘦。

25. 百合猪肉汤

【原料】百合50克，瘦猪肉200克，盐少许。

【制法】先将猪肉洗净、切块，与百合加水同煮至烂熟后，加食盐调味，顿服。

【用法】每日1剂，连续5～10天。

【功效】清热润肺，宁心安神。适用于肺结核之低热、干咳、气促等。

三、精神调理

肺结核是一种“富贵病”，要求“三分治，七分养”，在运动、饮食等调养的同时，患者应始终保持乐观、稳定的情绪。由于有效的抗结核药物的运用，只要按照医生的要求，规律全程用药，结核病是可以完全治愈的。

书法、绘画是我国的传统艺术，不仅给人以美的享受，还能陶冶情操。对结核病这样的慢性病患者来说，在较长的治疗和休养阶段，练习书法、绘画有几大好处：一是性情的磨炼。写字作画时，患者要凝神屏气，排除一些杂念，进入忘我的状态，可以养气健神、忘掉病痛，培养愉快、平静的心态，有助于康复和治疗。二是练习书法、绘画也是一项极好的健身运动。写字运笔时，要姿势端正，腕力、指力、臂力、腰力并用，是一项全身的运动，但运动量又不是很大，很适合结核病患者。

“音乐疗法”对慢性病患者大有裨益，已逐渐得到医学界的重视和应用。倾听优美、轻快的音乐，可使结核病患者的疲劳、乏力感随之消除。悦耳的音乐对神经系统、心血管系统、呼吸系统、消化系统、内分泌系统等都有一定的良好作用。应该注意的是，选择“音乐疗法”时，音乐的强度要适量，过强的音响会给患者带来不适，出现头痛、耳鸣、血压升高、失眠等不良反应。

四、保健疗法

肺结核药物治疗周期长、易复发，副作用与耐药性的问题仍然难以避免。体疗法旨在保持和发展呼吸功能，修复肺组织，改善通气功能，减轻机体缺氧，活跃机体代谢和促进解毒，缓解症状，并利用“三浴”（日光、空气、水）等环境因素，提高和增强机体抵抗力。控制和改善不同类型肺结核的运动疗法简便易学，气功疗法、医疗步行、医疗体操、拳术疗法、小球疗法和轻器械操等均为适合肺结核患者的常用运动方法。

1. 气功调养法

两腿交叉坐地，两脚位于大腿下的中部，两手轻握（左上右下）置于腹前；头颈部正直，口眼微闭，舌抵上颚，肩、胸、腹部自然放松。初愈期疗法应密切配合意念进行，用自身的意念活动逐步把呼吸运动练得深、柔、缓、匀，意气相随。练功时精神高度集中，排除一切杂念，运用意念默想身体丹田和涌泉穴，也可选择其他穴位。练功时，先将气缓引至丹田，稍停。腹部随即隆凸，吸气，而后将气缓缓呼出，用意念使腹肌松缩，腹部缓向内凹。每天2～3组，每组练习8～10次，间歇1～1.5分钟。练功前，排出大、小便，衣着宽松、舒适，松解腰带和衣领；练功时，应坚持意守身体意念部位，禁忌各种幻觉；练功后，缓缓睁开两眼，两手热擦面颊，随后缓慢起身，放松缓步行走。

2. 医疗步行

初愈期医疗步行是在平地或低坡度上进行的步行疗法。临床常采用以下几种顺序负荷的医疗步行练习。

初期：1400～1800米（平地步行）。先用10分钟（14分钟）完成700米（900米），间歇3～4分钟；安排同样时数，完成剩余的半段步程。

中期：1600～2200米（平、坡地混合）。先用13分钟（18分钟）走完800米（包括100～150米坡地）和1100米混合步程（步距和坡度同上），间歇5～6分钟；后用同样时数完成后半段步程。

后期：2000～2500米（平、坡地混合，坡高8～10度）。先用14～16分钟完成1000～1200米，间歇8～10分钟；后用16分钟走完1000米；再用18分钟步行1300米。

3. 肺结核体弱者床上操

(1)取仰卧位，两腿自然屈曲，脚放在床面，手臂屈曲，两手放在上腹部两侧，手指朝斜下方，指尖相对。调整呼吸。

(2)吸气，两腿屈膝屈髋，上抬，向腹部靠拢；呼气，两手离开腹部，上抬抱住双腿膝关节，慢慢将双大腿压向上腹部。

(3)吸气，缓慢松开两手，两手下落放至下腹部，两腿屈膝回落还原至起始位。呼气，两手适当压迫上腹部，两足下滑，两腿伸直。

(4)以上过程重复两遍后，两臂自然放在躯干两侧，两腿放松伸直，口、眼微闭，舌抵上颚，用鼻进行自然呼吸，呼吸要细、慢、匀、深。吸气时默念"静"，呼气时默念"松"。在呼气时有意识地依次放松头、两臂、胸、背、腹、臀、两腿、两足。练习15～20分钟，每天1～2次。

4. 推拿调养法

患者俯卧位，在腰背部用成人的“捏脊疗法”，在心俞、肺俞、脾俞、肾俞、膏肓穴重点按摩，最后点按神门、孔最、三阴交、足三里，以酸胀为度，再拿双侧肩井穴。也可擦督脉，一般从大椎穴开始擦摩至腰骶部，每次约 2 分钟，再用双手后背，或双手食指指掌关节用力按揉肾俞、命门穴约 2 分钟。最后用手掌大鱼际在涌泉穴处擦动，以热透为度。

5. 针灸调养法

(1)取太渊、列缺、内关、肺俞、足三里、三阴交、丰隆等穴。每次取 3～5 穴，平补平泻留针 15 分钟，每日 1 次，7 天为 1 个疗程，肺结核体虚者可选用拇指点穴疗法。

也可以根据患者证型取穴，肺阴亏损型取肺俞、尺泽、中府、膏肓俞。咯血配孔最、鱼际。膏肓俞用补法，其余各穴用平补平泻法；阴虚火旺型取大椎、太溪、孔最、三阴交，经闭配血海，遗精、滑泄配关元，心烦不寐配神门、复溜。大椎用泻法，其余各穴用平补平泻法。气阴耗伤型取肺俞、脾俞、足三里、太溪，潮热配大椎、间使，盗汗配阴郄、后溪，便溏配天枢、气海。太溪用平补平泻法，其余各穴用补法。

(2)取肺俞、膏肓、大椎、关元、脾俞、肾俞穴，按艾炷灸常规，每穴 3～5 壮，隔日 1 次。

(3)取肺、脾、肾、内分泌、神门、交感。用毫针或药籽按压，每日或隔日 1 次，两耳交替使用。

一般来说，许多类型的肺结核都适合运动疗法，特别是浸润型肺结核的早期、吸收期以及钙化期。另外，多年未愈的迁延性肺结核、肺硬化、顽固的纤维空洞性结核患者，在病变稳定期间也可适当进行一些体育锻炼，但疗效常常不佳。而那些处于进行期或急性期的各型肺结核患者；全身一般状况较差、重度衰弱和消瘦(体重减轻 1/4 以上者)的患者；有咯血症状，或合并有活动性淋巴结核、肠结核、肾结核、腹膜结核者；以及日间发热，体温在 38℃以上者都属禁忌使用体育疗法的范围。

运动疗法宜遵守循序渐进、适度的原则,如一开始应先做几节动作简单的广播体操,并且动作幅度不宜过大。然后再逐渐过渡到做全套动作,但每节重复的次数要减半;打太极拳时应先练习简化太极拳,一开始只学半套,每天上、下午各练 1 次,每次约 20 分钟。然后逐渐进展到练习全套,时间也可增至 30 分钟,每个疗程约 3 个月。散步也应先在平坦的道路上进行,最初每次走 10～20 分钟,每天 1 次或隔天 1 次。以后可增至每天 2 次,时间可延长到 20～30 分钟。

在球类运动中,只有羽毛球比较适合肺结核患者。若是年轻人,也可进行篮球、排球运动,但只能做传球之类的基本动作,不过要注意室内空气不要过于污浊;足球运动则是禁忌之列。

另外,不宜进行耐力性运动,如长距离的步行(3 千米以上)、游泳(800 米以上)、骑车(10 千米以上)等。也不要做深呼吸运动,特别是在病情尚不稳定时期,以免引起咳嗽和胸痛。对于那些造成用力憋气的运动如举重、单双杠等都不应参加。

如果运动后只有极轻微的疲劳感,只需经过短时间的休息即可消除疲劳,说明其运动量是合适的。若出现心跳加快(每分钟超过 110 次)、心慌、头痛、咳嗽、大量出汗、体温升高、食欲下降,以及经过 10 小时的睡眠仍不能消除软弱和不适感的话,就表明运动量过大,应适当进行调整或休息几天。

五、家庭治疗原则及自我管理

(1)注意患者的思想和精神调养,劝慰患者禁恼怒、息妄想,树立战胜疾病的信心及决心,消除恐惧心理。目前肺结核有特效药物治疗,不再是不治之症,对此应有乐观精神和积极态度,但要做到坚持按时、按量服药,完成规定的疗程,否则容易复发。

(2)患者居室应安静、清洁,阳光充足,空气新鲜。

(3)注意适当休息,动静结合。咯血、潮热、盗汗等症状严重者,应卧床休息,病情好转后可适当活动,如户外散步、体操、游戏、太极拳等。但要避免过度劳累。

(4)平日应选营养丰富且易于消化的食物,少吃多餐。主食如面条、软饭、馒头、粥类;副食如鸡汤、猪牛瘦肉、蛋类、新鲜蔬菜。禁食油腻辛辣食物。

(5)做好家庭消毒隔离。患者独居一室,不宜与儿童接触,尽量不到公共场所去,以免病菌扩散传染,影响他人健康。咳嗽或打喷嚏时,用手帕捂住口鼻,患者的寝具、食具独用,并定期消毒。痰液最好吐在纸内,然后烧毁,切忌随地吐痰。

(6)针对不同主症,加强护理。

咳嗽:剧烈者须卧床休息,避免活动。注意气候寒温变化,慎防感冒。可服枇杷膏或梨膏 1 匙,加川贝粉 1～2 克,开水冲服,每日 2～3 次。

咯血:患者发生少量咯血时,让患者静卧,给予精神安慰,消除其紧张情绪,减少谈话,用冷毛巾敷其额部或胸部;患者也可以吃一些冷饮以帮助止血。咯血刚停,不宜立即起床活动。可用三七粉 1～3 克、白及粉 1～3 克,凉开水调服。密切观察病情,警惕气随血脱危象的发生。饮食不宜过饱,禁食辛辣食物。

盗汗:衣被不宜太暖,室内不宜闷热。汗出后用毛巾擦身,及时换去湿衣。汗多者用煅龙骨、牡蛎、滑石共研为末,装入纱布袋中,扑身止汗。

潮热:显著者应注意休息,室内既要通风,又不可直接吹风。可多吃水果,如甘蔗、梨子、苹果、橘子等。甲鱼、老母鸭、牛奶、羊奶、蜂蜜、百合、莲子、银耳、藕粉、山药等,均有补肺功能,可常食用。忌食辛辣、动火、生痰之物,如辣椒、生姜、洋葱、韭菜、烟及烈性酒之类。

(7)根据病情适当多吃水果

梨。中医认为梨味甘、微酸,性偏凉,主要归肺、胃二经,具有润肺清热、消痰降火、清胃泻热、养阴生津、滋肾补虚及润肠通便等作用。肺结核阴虚火旺者可常吃。梨对于肺结核引起的咳嗽、咳痰有独特而明显的效果,著名的"梨膏糖"就是以甜梨为主原料制成的止咳成药。

荔枝。中医认为荔枝性味甘酸而温,无毒,具有生津止渴、润肺化痰、健脾和胃、疏肝理气及滋补肾阴等作用。

甘蔗。中医认为甘蔗味甘无毒，归肺、胃、肾经，具有润肺益胃、补肾生津作用。肺结核患者干咳、盗汗、颧红、潮热等症状明显时，可常食之。

核桃。中医认为核桃味甘温、质润无毒，归肺、胃、肝、肾等经，具有益肺平喘、养胃助纳、润肠通便、调肝和血及补肾健脑等作用。

橘子。中医认为其性味甘酸而温，无毒。橘实归肺、胃、心、肝等经，橘叶、橘核、橘络等也可药用，其有润肺止咳、开胃生津、健脾止泻、行气宣痹及疏肝解郁等作用。

石榴。中医认为石榴性味甘酸而平，石榴皮则涩温，归肺、大肠等经，具有清热止渴、养胃生经、杀虫止痢及利胆明目等作用。

无花果。中医认为无花果性味甘平，入脾与大肠二经。主要作用为健脾止泻、清肠除热、祛痰理气、益肺通乳及消肿解毒等。

（尹良胜）

第六章　支气管哮喘

支气管哮喘是由多种细胞(如嗜酸性粒细胞、肥大细胞、T淋巴细胞、中性粒细胞、气道上皮细胞等)和细胞组分参与的气道慢性炎症性疾病。这种慢性炎症导致气道高反应性,并引起反复发作性喘息、气急、胸闷或咳嗽等症状,常在夜间和/或清晨发作,通常会出现广泛的可逆性气流受限,多数患者可自行缓解或经治疗缓解,但如失治误治,可危及生命。支气管哮喘是一种常见病、多发病,全球哮喘患病率为1%～18%,影响全世界3亿人的生活,全球每年因哮喘死亡的人数达25万,严重危害人类的健康,给社会造成了巨大的经济负担。

【病因】

哮喘发病的危险因素包括宿主因素(遗传因素)和环境因素两个方面。遗传因素在很多患者身上都可以体现出来,比如绝大多数患者的亲人(有血缘关系、近三代人)当中,都可以追溯到有哮喘(反复咳嗽、喘息)或其他过敏性疾病(过敏性鼻炎、特应性皮炎)病史。大多数哮喘患者属于过敏体质,本身可能伴有过敏性鼻炎和特应性皮炎,或者对常见的经空气传播的变应原(螨虫、花粉、宠物、真菌等)、某些食物(坚果、牛奶、花生、海鲜类等)、药物过敏等。

【诊断依据】

支气管哮喘诊断标准根据2006年全球哮喘防治创议(GINA)制定。

(1)反复发作喘息、气急、胸闷或咳嗽,多与接触变应原,冷空气,物理、化学性刺激，病毒性上呼吸道感染及运动等有关。

(2)发作时在双肺可闻及散在或弥漫性以呼气相为主的哮鸣音，呼气相延长。

(3)上述症状可经治疗缓解或自行缓解。

(4)排除其他疾病所引起的喘息、气急、胸闷和咳嗽。

(5)临床表现不典型者(如无明显喘息或体征)应至少具备以下1项试验阳性：①支气管激发试验或运动试验阳性；②支气管舒张试验阳性[第1秒用力呼气容积(FEV_1)增加≥12%，且FEV_1增加绝对值≥200毫升]；③最大呼气流量(PEF)日内变异率或昼夜波动率≥20%。

符合(1)～(4)条或(4)、(5)条者，可以诊断为支气管哮喘。

【临床表现】

哮喘患者的常见症状是发作性的喘息、气急、胸闷或咳嗽等症状，少数患者还可能以胸痛为主要表现，这些症状经常在患者接触烟雾、香水、油漆、灰尘、宠物、花粉等刺激性气体或变应原之后发作，夜间和/或清晨症状也容易发生或加剧。很多患者在哮喘发作时自己可闻及喘鸣音。症状通常是发作性的，多数患者可自行缓解或经治疗缓解。

很多哮喘患者在确诊之前常常经历很长时间的误诊过程，被诊断为慢性支气管炎、咽炎等。由于错误的诊断导致治疗方案的错误，不仅延误治疗，给患者造成身体上的痛苦，也给患者带来心理上的痛苦，经济上的付出也白白浪费。并且他们会经常使用抗生素，由于抗生素对哮喘病没有治疗作用，反复使用容易造成耐药性。当合并细菌感染时，抗生素会无效。

根据临床表现，支气管哮喘可分为急性发作期、慢性持续期和缓解期。慢性持续期是指在相当长的时间内，每周均不同频度和/或不同程度地出现症状(喘息、气急、胸闷、咳嗽等)；缓解期系指经过治疗或未经治疗症状、体征消失，肺功能恢复到急性发作前水平，并维持4周以上。

【中医认识】

本病属中医“哮病”范畴，是一种发作性的痰鸣气喘疾患。发时喉中有哮鸣声，呼吸气促困难，甚则喘息不能平卧。汉代张仲景在《金匮要略·肺痿肺痈咳嗽上气病脉证并治》篇中曰：“咳而上气，喉中水鸡声，射干麻黄汤主之。”明确指出了哮病发作时的特征及治疗，并从病理上将其归属于痰饮病中的“伏饮”证。他又在《痰饮咳嗽病脉证并治》篇中指出：“膈上病痰，满喘咳吐，发则寒热，背痛腰疼，目泣自出，其人振振身㖞剧，必有伏饮”。此后还有呷嗽、哮吼等形象性的命名。元代朱丹溪首创哮喘病名，在《丹溪心法》一书中作为专篇论述，并认为“哮喘必用薄滋味，专主于痰”，提出“未发以扶正气为主，既发以攻邪气为急”的治疗原则。明代虞抟在《医学正传》中则进一步对哮与喘作了明确的区别，指出“哮以声响言，喘以气息言”。后世医家鉴于“哮必兼喘”，故一般统称“哮喘”，而简名“哮证”“哮病”。

中医学认为哮病的发生，为宿痰内伏于肺，每因外感、饮食、情志、劳倦等诱因而引触，以致痰阻气道，肺失肃降，气道挛急所致发作性的痰鸣、气喘。

1. 素禀异质

先天不足、素禀异质，易感外邪，肺失布津，伏痰内留，每遇新感而引动伏邪，发为哮喘。

2. 外邪侵袭

外感风寒或风热诸邪，从口鼻皮毛而入，失于宣散，内舍于肺，壅塞气道，肺失宣降而致哮鸣气急。夏秋季以风热或燥热之邪为多见，冬春季则以风寒为多见。或吸入花粉、烟尘、异味气体等，影响肺气宣发，以致津液凝聚，痰浊内蕴。

3. 饮食不当

贪食生冷，寒饮内停，或嗜食海鲜发物，腌、熏、烤制品，以及辛辣、过咸、过甜等刺激性食物，或是某些药物导致伤脾呛肺，痰浊内生，上壅于肺，阻塞气道，痰气相搏而发生哮鸣喘促，故历代中医又有“食哮”“鱼腥哮”“卤哮”“糖哮”

“醋哮”“酒哮”等称谓。

4. 情志失调

素有伏痰，遇情志刺激，或悲、或喜、或怒、或思索过度，脏腑气血功能受损，肝气冲逆犯肺，痰气交阻于肺而引发喘鸣。

5. 冲任失调

妇人行经前后，冲任失调，血虚气逆，肺失濡养；或是妊娠之后气机壅塞，升降失常，胎气上逆，均可导致肺气失利。

6. 劳倦过度

身体的过度疲劳或运动过度，可不同程度地影响脏腑的功能，损伤肺气，肺失宣降，气逆上冲，引动伏痰搏击气道。

7. 体虚病后

体质素弱，或病后体虚，致使肺气亏虚，阳虚阴盛，气不化津，痰饮内生；或阴虚火旺，炼液为痰，痰热交阻，肺失宣降。

总之，哮病是一种反复发作、缠绵难愈的疾病。发病的内因痰伏于肺是关键，每因外感、饮食、情志、劳倦而诱发。病理变化是内伏之痰遇诱因触发，以致气因痰阻，痰随气升，气道狭窄而致喘息哮鸣有声。病位主要在肺，而关系到脾、肾、肝、心。部分青少年患者，随着年龄的增长，正气渐充，肾气日盛，再辅以药物治疗，可以终止发作，而中老年及体弱患者，肾气渐衰，发作频繁，则不易根除。或在平时亦有轻度哮鸣气喘，若大发作时持续不已，可出现喘急鼻煽，胸高气促，张口抬肩，汗出肢冷，面色青紫，肢体水肿，烦躁昏昧等喘脱危候。如长期不愈，反复发作，病由肺脏影响及脾、肾、心，可导致肺气胀满，不能敛降之肺胀重证。

中医对哮喘的临床治疗分发作期和缓解期，并有内治和外治之分。首先辨明哮喘之虚实，辨证施治应遵循“急则治其标，缓则治其本”的原则。发作期通常以治实为主，分别寒热，予以温化宣肺或清化肃肺，并予随证加减。缓解期多以治虚为主，但要注意到，由于久病反复发作而导致肺、肾、脾俱虚者，表现为虚实夹杂、本虚标实的特征，故治疗多采用标本兼顾，同时审明阴阳，分别脏器，根据辨证而采用补肺、健脾、益肾等法。故在分型辨治的同时，主要分清寒热，抓住祛邪、补虚两个关键环节，即“发时治肺”“缓时治肾”，从而通气道、保肺窍、扶正固本，以改善患者的肺功能及提高其抗病能力。证治分型可分为以下几类：

1. 发作期

（1）寒哮：素体寒痰伏肺或病久损伤阳气，感受寒邪，引动伏痰，痰升气阻，肺失宣降所致。可分为以下两型。

1）风寒犯肺：症见恶寒无汗，头痛鼻塞，多喷嚏，咽痒咳嗽，气促哮鸣，痰白稀量多，舌苔薄白，脉浮紧。

2）寒痰阻肺：症见呼吸急促，咳嗽痰鸣，胸闷如塞，痰多清稀，咳吐不爽，面色晦滞，形寒怕冷，天冷受寒则易发，舌淡，苔白腻或白滑，脉弦紧。

（2）热哮：外感风热之邪；或素体阳盛，痰从热化；或久病阴虚阳亢者，发病多出现热哮之证。可分为以下三型。

1）风热犯肺：症见发热微恶风，汗出不畅，头痛鼻塞，咽喉红痛，流涕稠浊，咳嗽气急，哮鸣息粗，痰少黏稠，舌尖红，苔薄黄，脉浮数。

2）痰热壅肺：症见气粗息涌，喉中痰鸣如吼，胸闷胁胀，痰黏色黄，咳吐不爽，伴发热、口苦，汗出，口渴喜饮，舌红苔黄腻，脉滑数。

3）郁火犯肺：症见呛咳阵作，干哮少痰，情志抑郁或烦躁易怒，每遇情志不畅或女子经前哮喘发作，痰黏难咯，口苦咽干，胸胁胀痛，面赤心烦，月经不畅，舌红，苔少或薄黄，脉弦或弦数。

（3）寒热夹杂：见于寒邪束表，肺有郁热，或表寒未解，内已化热，或哮喘日久，复感风热之邪。

1）表寒里热：症见喘鸣气急，息粗痰稠，形寒身热，烦闷身痛，舌红苔薄白，脉浮数或滑。

2）表热里饮：症见发热畏风，头痛口渴，咽干汗出，苔薄白，脉浮或细数。

2. 缓解期

（1）肺虚型：症见气短声低，喉中常有轻度哮鸣，咯痰清稀色白，面色㿠白，自汗，怕风，易于感冒。每因气候变化而诱发，发前打喷嚏，鼻塞流清涕，舌淡，苔薄白，脉细弱。

(2)脾虚型：症见咳嗽痰多，面黄少华，倦怠乏力，食少纳呆，腹胀便溏，多食油腻则易腹泻，舌体胖大边有齿痕，苔白腻，脉细缓。

(3)肾虚型：

1)肾阳不足：症见气短息促，呼多吸少，动则尤甚，畏寒肢冷，腰酸耳鸣，自汗，面色黯白，小便清长，舌淡嫩苔白润，脉沉细无力。

2)肾阴亏损：症见气短息促，头晕耳鸣，五心烦热，痰少黏稠，口干咽燥，尿黄大便干，消瘦，盗汗，舌质红，脉细数。

哮喘系一沉痼顽疾，临床治疗哮喘时，可在辨证施治的基础上加以选用下列药物：

抑制过敏介质释放类药：麻黄，细辛，甘草，桂枝，丹皮，柴胡，蔓荆子，黄芩，防风，徐长卿，地龙，僵蚕，蝉衣，丹参，当归，川芎，地肤子，白鲜皮，干蟾皮，川朴，土茯苓，辛夷，苍耳子，白芷等。

调节免疫，改善肺功能类药：党参，黄芪，白术，怀山药，绞股蓝，灵芝，冬虫夏草，西洋参，麦冬，五味子，菟丝子，补骨脂，锁阳，紫河车，熟地，茯苓，生薏苡仁，百合，人参叶等。

化痰平喘类药：半夏，陈皮，胆南星，桔梗，桑白皮，皂角刺，浮海石，佛耳草，云雾草，白芥子，炙苏子，葶苈子，旋覆花，款冬花，紫菀，前胡，麻黄，降香，杏仁，浙贝，川贝，远志，鹅管石，天竺黄，竹沥等。

抗感染类药：野荞麦根，七叶一枝花，银花，野菊花，鱼腥草，白花蛇舌草，红藤，白毛夏枯草，虎杖，半支莲，大青叶，板蓝根，三叶青，羊乳，牛蒡子，连翘，败酱草，芙蓉花等。

【中医保健措施】

一、未病先防

(1)增加饮食营养。哮喘为反复发作性疾病，容易消耗体力和精力。补充营养,增加机体抵抗疾病的能力即中医所谓“正气内存,邪不可干”的“治本”原则。通常提倡进食营养丰富且易于消化和吸收的食物,如牛奶、鸡蛋、瘦肉、豆制品、水果、蔬菜、百合、莲子、木耳、藕、核桃等富含蛋白质、维生素、碳水化合物的饮食。

(2)避免诱发饮食。食物致敏常是诱发哮喘的重要因素之一。在致敏食物中容易引起哮喘的有葱、蒜、韭菜、酒、醋、鱼、虾、蟹、蛤蚌、牛肉、羊肉、胡椒等,此类食物往往带有异味,故其致敏可能兼有食入和吸入双重性质,应慎食。

(3)怡情悦性,避免劳累。情志不畅是诱发哮喘的病因之一,因而哮喘患者要注意修身养性,保持良好的心情,力戒情志刺激,以防疾病发作。另外,剧烈运动或过度劳累是哮喘发作的另一常见诱因,常称为“运动性哮喘”。此类患者在发作期应注意休息,恢复体力;缓解期则应避免剧烈运动和过度疲劳。

(4)注意保暖,预防感冒。相当一部分患者可因受寒和感冒导致疾病的发作,故寒冬季节要注意做好保暖防寒工作,夏季则应避免空调冷风直接吹,尽量降低感冒的发病率,以免诱发哮喘。

(5)避免接触过敏物质与服用过敏药物。烟雾、污染空气及煤气等不仅易引起哮喘发作,长期接触还能直接损害肺功能,所以应避免接触,同时提倡戒烟。此外,某些药物如阿司匹林、普萘洛尔等也能引起哮喘发病,要避免服用。

(6)据流行病学的调查显示,哮喘和鼻炎常存在于同一个患者身上。伴有鼻炎的哮喘者发病率要高于未伴有鼻炎的哮喘者。约30%的常年变应性鼻炎患者伴有哮喘。研究发现,在诱发哮喘和鼻炎的触发物中,有些物质可同时影响鼻和支气管。鼻炎常先于哮喘出现,对儿童变应性鼻炎的10年预后随访调查发现:19%的患儿以后发生了哮喘。对于鼻炎可以引起哮喘加重的原因,目前有几种解释,如鼻炎引起介质的释放,诱发支气管收缩;鼻内黏液的倒流可引起平滑肌收缩或下气道的炎症;由于鼻塞不得不用口呼吸;在鼻和肺之间可能存在一个反射的因素;鼻的病毒感染增加哮喘患者的气道高反应性。变应性鼻炎和哮喘是两个不同的但相互有密切关联的气道疾病。预防和早期治疗鼻炎,有助于预防哮喘的发生加重。

二、既病防变

（一）阳虚寒痰

治法：温阳补虚，化痰平喘。

方药：苏子降气汤。

组成：半夏、苏子、肉桂、前胡、陈皮、甘草、厚朴、当归、生姜等。

加减：若里寒不甚可去肉桂加沉香；痰涌喘逆加葶苈子；兼有脾气虚可加党参、茯苓、薏苡仁；若兼有血瘀征象可加活血化瘀药物丹参、川芎等。

（二）阴虚燥热

治法：养阴清热，润燥平喘。

方药：沙参麦冬汤。

组成：沙参、玉竹、生甘草、冬桑叶、麦冬、生扁豆、花粉等。

加减：若哮喘发作较重，则可加七叶一枝花、羊乳、大青叶、鱼腥草等加强清肺平喘的效果。

（三）阳气暴脱

治法：益气平喘，回阳救逆。

方药：麻黄附子细辛汤合生脉散。

组成：麻黄、附子、细辛、人参、麦冬、五味子等。

加减：可酌加龙骨、牡蛎以防其阳气外越，加党参、黄芪、甘草等增强益气复脉之功。

（四）气阴两亏

治法：益气固表，养阴生津。

方药：玉屏风散合生脉散。

组成：黄芪、白术、防风、人参、麦冬、五味子。

（五）阴阳两虚

治法：阴阳并补。

方药：河车大造丸。

组成：紫河车、熟地黄、杜仲、天冬、麦冬、龟板、黄柏等。

【病后保健】

一、生活调理

(1)良好舒适、清洁安静的环境，能使患者心情开朗，精神愉快，食欲增进，使疾病早日康复。哮喘患者的环境调护尤为重要。要保持周围环境的安静，保持病房空气新鲜，温湿度适宜，室内光线柔和充足，远离粉尘，避免接触刺激性气体，以免影响肺的宣肃，使津液凝聚而痰浊内生，致发哮喘。

(2)注意气候影响，做好防寒保暖。气候变化时应及时增减衣被，避免风吹受凉，如天热出汗多应及时用热毛巾擦拭，并更衣，防止外邪加重哮喘，如《临证指南·哮》中云："宿哮……沉痼之病，寒入背腧，内舍肺系，宿邪阻气阻痰。"根据四时气候的特性和哮喘发作期、缓解期以及病情虚实的不同，炎夏季节宜常开门窗，严寒冬季需短时间定时开窗通风换气。

(3)哮喘患者，应薄滋味，以清淡、易消化的素食为主，少食多餐，以利脾运，杜绝生痰之源。同时应禁烟酒和辛辣、刺激性强的食品，以免"辛散气，辣生火"，影响脏腑之功能，诱发哮喘；肥甘厚味，每易生湿，影响脾之运化，产生"湿浊""痰"等病理产物，此亦是诱发哮喘之因，故当避免。

(4)注意精神的调护。避免过喜过悲，保持心情愉快，防止受到外界刺激的侵害；充分了解自己的病情，消除紧张、忧虑、恐惧等情绪，建立和增强战胜疾病的信心，积极配合治疗，让疾病早日康复。

二、饮食调理

(一)饮食调护

饮食宜清淡、易于消化。忌食引起过敏的食物及发物，如带鱼、黄鱼、虾、蟹、鸡蛋、羊肉、芥菜、巧克力等，以免诱发哮喘。缓解期哮喘患者饮食应注意忌过甜、过咸，不喝冷饮及含气饮料，如雪糕、冰棒、汽水、啤酒等，避免吃刺激性食物和产气食物，如地瓜、芋头、土豆、韭菜、黄豆、面食等，戒烟酒。宜多食新鲜蔬菜和豆制品。

(二)中医食疗

药膳食疗是支气管哮喘缓解期的理想配合疗法。可适量食用一些能滋补肺脾的食品，如莲子、栗子、山药、芡实、刀豆、黑豆、胡桃、银耳、枇杷、梨等。对体质虚弱、肺虚久咳者，可食用紫河车、猪肺、鸡肉、鹌鹑、鲤鱼、鸭、燕窝、冬虫夏草、百合、无花果、黑芝麻等食品。并且有针对性地食用一些有定喘作用的药食佳品，如蛤蚧、银杏、猪肺、核桃仁、丝瓜汁、紫苏叶等。紫河车是健康人的干燥胎盘，可提高机体的免疫功能，有抗过敏性疾病的作用，常用于治疗肺肾两虚的喘嗽，能补益肺肾、纳气平喘，在哮喘不发作时食用，可减少发作。可单用，或配以人参、地龙等合用。

常用单方、验方、中成药列举：

(1)罗汉果半个，柿饼2～3个，冰糖少许。将罗汉果洗净，与柿饼一起加清水两碗半煎至一碗半，加冰糖少许调味，去渣。1日分3次饮用。本方清热，去痰火、止咳喘。

(2)蚯蚓100克，桑白皮150克。将蚯蚓炒焦，共研成末，每服5克，日服2次，忌食辛辣食物。适用于痰黄而黏的哮喘者。

(3)薄荷15克，橘皮、紫苏各10克。一起煎汤服，1日2次。适用于外感风寒引起的咳嗽、气喘。

(4)杏仁、旋覆花、款冬花各10克，粳米50克。前三味煎水去渣，入米煮粥，空腹食。

(5)薏苡仁30克，杏仁10克，冰糖少许。将薏苡仁煮粥，待半熟时，加入杏仁，文火煮至熟，加冰糖，早晚食用。适用于咳嗽痰多之喘症。

常用的食疗食谱列举：

1. 虫草老鸭煲

【原料】冬虫夏草1.5克，核桃仁50克，老鸭1只。

【制法】把老鸭宰杀后去毛及内脏，洗净，将冬虫夏草放入鸭腹内，加水适量，用砂锅炖熟烂后，调味即可。

【用法】每周 1～2 次，连服 4 周。立冬前服用较好。

【功效】补益肺肾，纳气平喘。可治虚性哮喘。

2. 核桃杏仁汤

【原料】核桃仁 30 克，杏仁 10 克，生姜 3 片，蜂蜜适量。

【制法】核桃仁和杏仁加水适量炖熟，再加生姜，调入蜂蜜搅匀即成。

【用法】吃核桃仁、杏仁，喝汤，每天 1 剂。

【功效】补肺益肾，降气平喘。对寒性哮喘有一定的辅助治疗作用。

3. 蜜糖姜汁蒸南瓜

【原料】南瓜 1 个(约 500 克)，冰糖、蜂蜜各 50 克，姜汁适量。

【制法】南瓜外表洗净，切开顶盖，除去瓤及籽，放入姜汁、冰糖及蜂蜜，盖上顶盖，用竹签固定，隔水蒸 2 小时即成。

【用法】每日吃一半，每日分 2 次食用。

【功效】补肺肾，止咳喘。可辅助治疗肺肾两虚型哮喘。

4. 蜂蜜冲鸡蛋

【原料】蜂蜜 30 毫升，鸡蛋 1 个。

【制法】蜂蜜加水烧开，鸡蛋磕入碗内打散，用烧开的蜂蜜水冲后即成。

【用法】每天 2 次，早晚服。

【功效】润肺益气化痰。可治虚性哮喘。

5. 黄芪炖乳鸽

【原料】炙黄芪 40 克，乳鸽 1 只。

【制法】先将乳鸽宰杀后去毛及内脏，与黄芪同入炖盅内。加精盐、葱、姜、料酒、味精等调料，隔水炖 90 分钟即成。

【用法】佐餐服食，每周 2 次，连服 1 个月。

【功效】补肺益气，固表平喘。可辅助治疗肺气虚型哮喘。

6. 萝卜煮豆腐

【原料】生萝卜汁 1 杯，麦芽糖 100 克，豆腐 500 克。

【制法】混合煮开即可。

【用法】每日 1 剂，分 2 次服用。

【功效】润肺清热，化痰平喘和中。适用于热性哮喘。

7. 麻黄牛肉葱姜汤

【原料】炙麻黄 15 克，生姜 10 克，牛肉 250 克，葱白 10 克。

【制法】先将炙麻黄煮沸去浮沫，下牛肉爆炖至肉烂熟后吃肉喝汤，分两次服用。

【用法】佐餐服食，每周 2 次，连服 1 个月。

【功效】温肺降气，化痰平喘。适用于寒性哮喘。

8. 人参蛤蚧酒

【原料】人参 6 克，白酒 1000 克，蛤蚧 1 对。

【制法】将白酒盛入玻璃瓶或缸内，将人参、蛤蚧（可去头足，尾务必保留）放入酒中浸泡，每天摇动数次，5～7 日后即可饮用。

【用法】每次早、晚空腹饮 15 克左右，不可过量。

【功效】补益肺肾，纳气平喘。可治虚性哮喘。

9. 四仁鸡子粥

【原料】鸡蛋 1 个，胡桃仁 60 克，白果仁 30 克，花生仁 60 克，甜杏仁 30 克。

【制法】将上药炒香后研成细末备用，每次取 20 克，鸡蛋 1 个。将鸡蛋打入碗中。下药末，搅拌均匀，放锅中隔水蒸热食之。

【用法】每天清晨 1 小碗，连续服用一个冬季。

【功效】补肺肾，止咳喘。可辅助治疗肺肾两虚型哮喘。

10. 诗礼白果

【原料】水发白果 500 克，冰糖 200 克，白糖 50 克，蜂蜜 50 克，猪油 50 克。

【制法】将白果用开水汆、沥干水。猪油入锅烧至五成熟，入蜂蜜炸出味。再加入白糖、冰糖、白果，慢火煨烤收汁至金黄色即可。

【用法】食用。每日 10～12 粒，连续服用一个冬季。

【功效】润肺敛气化痰。可治虚性哮喘。

11. 杏仁豆腐汤

【原料】杏仁15克，麻黄30克，豆腐125克。

【制法】杏仁、麻黄、豆腐放入锅内，加水文火煎煮1小时，去除药渣。

【用法】吃豆腐饮汤，早晚分食。

【功效】温肺降气，化痰平喘。适用于寒性哮喘。

12. 桃仁饼

【原料】桃仁6克，杏仁6克，白胡椒6克，生糯米10克，生鸡蛋2个。

【制法】上述药共研为细末，用鸡蛋清调匀，外敷双脚心（涌泉穴）和双手心（劳宫穴）。

【用法】每周3次，隔天敷。

【功效】温肺降气，化瘀平喘。适用于寒性哮喘。注意皮肤过敏情况而适当调整疗程及时间，此方法对儿童哮喘较好。

13. 芝麻丸

【原料】芝麻250克，生姜125克，冰糖、蜂蜜各125克。

【制法】将芝麻炒熟研细与姜汁（生姜捣汁去渣）混合浸拌，再炒，冷却后与蜂蜜混合拌匀，置瓶中。

【用法】每天早晚各服1次。

【功效】润肺通腑降气。此方对老年性哮喘并有经常性便秘者尤宜。

14. 柚皮煲牛胎盘

【原料】牛胎盘1个，柚皮200克。

【制法】每次用牛胎盘1只，洗净，切成小块，加入柚皮，再加入清水适量煲汤。

【用法】饮汤吃肉，每周1剂，连服2～3个月。

【功效】补益肺肾，纳气平喘。可治虚性哮喘。

15. 麦芽姜汁南瓜膏

【原料】南瓜1个，麦芽300克，姜汁15毫升。

【制法】南瓜去籽洗净切块，加水与麦芽同煮至烂熟，用纱布绞取其汁，再浓煎至一半，放入姜汁，以文火熬成膏状。

【用法】每晚服 50 克。

【功效】温中，止咳，定喘。对寒性哮喘有一定的辅助治疗作用。

16. 萝卜炖猪肺

【原料】萝卜 500～1000 克，猪肺 1 具。

【制法】萝卜洗净切块，猪肺反复洗净切块，一起炖烂调味食用。

【用法】饮汤吃肉，每周 1 剂，连服 2～3 个月。

【功效】补肺降逆，顺气化痰。可治虚性哮喘。

三、精神调理

支气管哮喘是一种常见心身疾病，哮喘发作与情绪和心理暗示密切相关。且本病反复发作，难以根治，常使患者悲观失望，特别是在哮喘持续发作时，使患者焦虑、恐惧，影响其生命质量，所以心理保健十分重要。首先，患者应了解有关支气管哮喘的病因、治疗及用药的有关常识，树立战胜疾病的信心。保持情绪乐观稳定，尤其在急性发病时，千万不要紧张。因为心情过于紧张，会使全身肌肉处于紧张状态，氧的消耗量增加，容易加重缺氧。同时学会一些心理疗法，如音乐疗法、肌肉放松训练等。有研究表明，音乐治疗可使体内儿茶酚胺水平下降，从而减轻哮喘症状；可以改善肺功能指标；并可减轻哮喘患者的不良心理反应，并降低哮喘发作次数。

四、保健疗法

系统康复体育锻炼能增强支气管哮喘患者，特别是老年患者的心肺功能，提高抵御疾病的能力。锻炼中应避免剧烈运动，尤其是在哮喘病发作频繁或症状较重时，应停止锻炼。在发作缓解期间宜进行适当的耐力性运动锻炼，以改善有氧代谢能力。平时体力较差者可进行散步、打太极拳等低强度运动练习；体力较好者可进行较快的步行、慢跑、缓慢的登楼、游泳等运动练习。老年支气管哮喘患者进行康复体育锻炼应根据各自的体能和实际需要，制订相应的运动处方。建议康复体育锻炼每天上午或下午锻炼1次，每次1小时。锻炼内容为24式简化太极拳、太极剑、呼吸体操、放松体操、有氧舞蹈等有氧健身项目。应根据患者哮喘病症状轻重选择强度。运动时心率范围达到(220－年龄)×60至(220－年龄)×80，以测定运动中和运动后即刻的脉率以控制运动强度。在锻炼时应注意气候、季节的变化，场地及运动项目的安全性、适宜性，运动后效果和身体功能的监测，以确保锻炼的安全性。推荐下列呼吸保健操：

1. 呼吸保健操

首先介绍一种采用站立姿势进行的调整呼吸的方法，适合中轻度哮喘患者，于缓解期进行。不仅可以增强体质，更重要的是可以增加哮喘患者的肺活量，改善呼吸深度。该保健操于室内外均可进行，不受气候影响，除发病期间外，一年四季均可进行。方法如下：

预备动作：身体直立，足跟并拢，足尖稍分开，双上肢自然下垂。

[第一节]腹式呼吸：右足向右移开半步，躯干微前倾5°～10°，双臂自然垂于体侧作腹式呼吸。即深吸气时腹部隆起，深呼气时腹部内收，呼气匀速，动作平稳，持续2分钟。

[第二节]原地踏步：原地前后摇臂作踏步运动，并遵循以下节律：吸气期间踏两步，呼气期间踏四步，间歇期踏两步。每分钟踏步110～140次，持续2分钟。

[第三节]挺胸抬臂：右足前进一步并挺胸，同时两臂向两侧抬至肩平同时吸气，随后放松动作还原；同时进行呼气。左、右足各重复6～8次。

[第四节]侧屈运动：两臂在体侧屈曲，肘尖向下，同时吸气，随后双手上举过头，躯干向右侧屈，同时呼气，左右侧屈各4～6次。

[第五节]双腿踢手：双手前平举，同时吸气，右足踢向左手同时呼气，左右腿各重复6～8次。

[第六节]压胸呼吸：双臂在胸前交叉，进行呼气练习，呼气时应缓慢进行，

同时口中发“喔”的声音，呼气末时低头，双手臂内收紧贴胸部似有帮助将肺内残气完全呼出之意，呼气时间可持续5秒左右。

[第七节]抱膝呼吸：下蹲，双足跟不离地，弯腰，低头，上肢抱紧膝部；同时呼气。然后还原，同时吸气。每分钟10～16次，连续1～2分钟。

[第八节]腹式呼吸：右足向右移开半步，躯干微前倾5°～10°，双臂自然垂于体侧作腹式呼吸。即深吸气时腹部隆起，深呼气时腹部内收，呼气匀速，动作平稳，持续3分钟。

另介绍一种适合中老年哮喘患者或肺气肿患者的保健操，患者可以根据自己的病情和身体状况，全套做或分节做，室内外均可进行。方法如下：

预备动作：端坐于椅上，双足、双膝分开等肩宽，双手放松置于大腿上。

[第一节]腹式呼吸：重复吸气—呼气—间歇动作16～20次。间歇期应稍长一些，呼吸平稳，吸气时腹部应鼓起，呼气时腹部应内收。

[第二节]抬臂呼吸：端坐，双臂向前平举，同时吸气，还原时呼气，呼吸方式同第一节。

[第三节]侧屈运动：端坐，双臂在体侧屈曲，肘尖向下，同时吸气，随后双手上举过头，躯干向右侧屈，同时呼气，左、右各侧屈4～6次。

[第四节]压胸呼吸：端坐，双臂交叉于胸前，低头弓腰，双臂自然挤压胸部，同时呼气，还原同时吸气，连续10～12次。

[第五节]抬腿运动：端坐，双腿撑地伸直，双手撑住椅边。右腿伸直缓慢抬起，同时吸气，还原时呼气。左、右腿各抬4～6次。

[第六节]转体运动：端坐，双手叉腰，向左转体，右手向前推出，同时呼气，还原时吸气。左、右交替各4～6次。

[第七节]抱膝呼吸：端坐，双臂稍屈前平举，右膝屈曲上抬，双手抱住小腿中部，使膝部贴胸，同时呼气，还原时吸气。左、右交替各4～6次。

[第八节]恢复运动：端坐，双手叉腰，腹式深呼吸1分钟，闭目养神3分钟。

保健操的注意事项：①不要急于求成，要循序渐进，坚持长期锻炼。②要注意用口呼气，用鼻吸气，尽量不要屏气。③腹式呼吸时应短吸气，长呼气，以1∶3的比例为宜。④做压胸呼吸时应注意缓慢挤压，不应用力过猛。⑤一次可做全套保健操，也可分开做。各节之间也可适当休息。每次做操的次数和用力强度以做操后每分脉率数较做操前增加20～30次为宜，每天可进行1～2次。⑥哮喘急性发作时可用平时保健操的呼吸方式呼吸，不应做保健操。⑦做呼吸保健操期间，患者可每1～3个月测定肺功能1次，以判断有无好转。⑧本操除可用于支气管哮喘患者外，慢性支气管炎、肺气肿、肺心病的患者也可以试用。

2. 耳穴贴压法

缓解期可以选耳穴平喘、肺、脾、肾、内分泌、皮质下、交感、神门及敏感点，用王不留行籽在相应的穴位贴压，每次4～6穴，每周1次，是一种简便的哮喘的辅助疗法。

3. 敷贴疗法

用白芥子、延胡索各20克，细辛、甘遂各12克，共研为末，加麝香0.6克，取生姜30克捣烂取汁，调和药末，摊油纸上，分三次贴于肺俞、膏肓、百劳或身柱、天突、膻中等穴位，多在夏季三伏贴用，外用胶布固定，贴1～2小时，每10天(初伏、中伏、末伏)贴1次，连贴3次，可减少哮喘的发病次数及减轻症状，酌情使用。

4. 按摩或自我按摩

取胸段夹脊穴，小儿用捏脊手法。

(1)拿法：用手掌和五指，像抓一把豆子那样用力提拿一定的身体部位。区别于拿东西，要一松一紧地提拿。每个治疗部位提拿20次为佳，注意不可出现“掐”的动作，以局部微微发热为宜。

(2)按揉法：此处的按揉法主要用拇指在治疗部位上逐渐用力按压后，再做顺时针或逆时针方向的旋转揉动。揉的时候注意按压的力量不可减弱，以局部感觉酸胀为佳。每个穴位按揉1分钟为宜，方向顺时针或逆时针均可。

(3)擦法：用手掌附着在治疗区域，进行直线往返运动。注意操作时，手要紧贴皮肤，压力不可过大。擦法速度要掌握在每分钟来回各50次为好，以皮肤发红微热为佳。

5. 放松训练

取坐式位，两足自然分开，与肩同宽，膝关节屈成90°，两手放在膝盖上方大腿上，手掌向下，以舒适为度，闭目静坐1～3分钟，依次默念身体各部位，顺序放松，达到全身放松。放松训练可以锻炼呼吸肌，防止支气管及小气管的过早压瘪，从而增加气体从肺泡内排出，减少肺内残气量，增强机体抵抗力。

6. 刮痧治疗

缓解期取定喘、风门、肺俞、肾俞、志室、太渊及前臂内侧、足三里等穴，用刮痧法。宜先刮定喘、风门、肺俞，再刮肾俞、志室及腰部，然后刮太渊及前臂内侧，最后刮足三里。刮的力度要适中，以有痧痕为止。

7. 秋季养肺功

中医学认为，秋季养生，重点在肺。由于秋季天气转凉，气候干燥，一切生物的新陈代谢功能开始由旺盛转为低潮，人体一下子不能适应外界气温的变化，体表肌肤及负担呼吸功能的肺脏稍有不慎，便会感冒、咳嗽。一些素有哮喘病的患者也经常在秋季犯病。因此，中医根据季节变化对人体影响的规律，总结出了秋季易损肺的理论，提醒人们注意适应在天气变化，好好保护肺气。下面介绍几种简便易行的有助于补养肺气的功法：

(1)摩浴鼻子：鼻为肺窍，鼻亦为邪气侵入肺脏的门户，不少人鼻腔黏膜对冷空气过敏，秋季一到便伤风、感冒、流鼻涕，可诱发哮喘的发作。因此，很有必要经常按摩鼻部和用冷水浴鼻。按摩鼻部的方法是：将两手拇指外侧或用示、中指指腹沿鼻梁、鼻翼两侧上下按摩30次左右，然后按迎香穴15～20次，每日早晚做1～2遍，可增强鼻的耐寒能力，亦可治疗伤风、鼻塞不通。如果每天清晨或傍晚用冷水清洗鼻腔，效果会更好。方法是将鼻浸在冷水中，闭气不息，少顷，抬头换气后，再浸入水中，如此反复3～5遍。亦可将毛巾浸冷水敷于鼻上。这对防治伤风感冒、鼻黏膜遇冷过敏都有好处，要根据患者的个体情况酌情使用。

(2)“呲”音振肺：护肺可常练“呲”字功。“呲”音振动肺脏，开窍于鼻。可选择空气清新、环境幽雅的地方，用鼻缓缓吸入新鲜空气，当吸入最大限度时，再用嘴慢慢呼气。呼气时，两唇微张，嘴角后咧，舌尖抵上下牙间的缝隙，默读“呲”字，使气从舌两边排出，待气全部吐出后，再用鼻吸入清气，这样一呼一吸，连续36次。经常坚持，对呼吸气促、咳嗽痰盛和预防感冒等均有良效。练“呲”字功，可采用腹式呼吸，念“呲”字时要收腹提肛，两眼微闭，深匀呼吸，吸气时，腹部自然隆起，慢慢松肛，同时闭嘴，用鼻自然吸气。

(3)按摩喉部：上身端坐，仰头，颈部伸直，用手沿咽喉部向下按摩，直至胸部。双手交叉20次为1遍，可连续做2～3遍。按摩时要注意拇指与其他四指张开，虎口对准咽喉部，自颈下向下按搓，可适当用力。这种方法可以利咽喉，有止咳化痰的功效。

(4)握拳捶背：端坐，腰背自然直立，双眼微闭，放松，两手握成交拳，反捶脊背中央及两侧，各捶3～5遍。捶背时要闭气不息，同时，叩齿3～10次，并缓缓吞咽津液数次。捶背时要从下向上，再从上向下，沿背捶打，如此数遍。先捶脊背中央，再捶左右两侧。这种方法可以畅胸中之气，通脊背经脉，预防感冒，并有健肺养肺之功效。

五、家庭治疗原则及自我管理

(1)患者要树立战胜疾病的信心，避免情绪刺激，相信通过长期、适当、充分的治疗，完全可以有效地控制哮喘发作。

(2)适当锻炼，注意天气的变化，防止感冒。临证所见哮喘患者，均由于有过敏性体质因吸入过敏性抗原微粒而产生变态反应或发生呼吸道感染所致。

(3)了解哮喘的激发因素，结合每个人的具体情况，找出各自的激发因素以及避免诱因的方法。如很多人对虾、蟹、芒果或药物等过敏，容易发生明显的反应，引发本病发生。有些人对麦类、蛋品、牛奶等也过敏。故要避免食用容易致敏的食物，民间习称“发物”。有变态反应性疾病的孕妇，对上述有致敏性的异体蛋白类食物，更宜少食，不然通过胎盘而潜入血循环，直接影响胎儿致敏，出生后发生婴儿湿疹和儿童哮喘的机会多。同时，继续坚持不食易生痰的食品及发物，诸如肥甘厚腻之品、虾蟹之类；还要忌辛辣性食物，如大蒜、辣椒等，慎食生冷瓜果，少吃过甜、过咸、过酸之食品。在生活和工作中尽量避免接触油漆、花粉、粉尘、禽毛、兽皮等易过敏的物品，以免诱发喘咳。

（4）熟悉哮喘发作的先兆表现及处理方法。大多数哮喘患者在症状出现以前，会有预先征兆。由于个体差异不同，常见的症状有头痛、眼鼻发痒、咳嗽、连续打喷嚏、不明原因的胸闷等。一旦先兆症状出现，应及时用药，常可避免一次严重的哮喘发作。哮喘发作时应卧床休息，安排适宜的坐卧位，并加一些支撑物，如软垫、软枕等，亦可用床上桌，让患者伏卧桌上，以减轻疲劳；因哮喘发作时体力消耗较大，应给予充足水分，多汗时及时更衣以防受寒感冒。

（5）简单了解哮喘的本质和发病机制，了解常用平喘药物的作用、正确用量、用法、不良反应，学会在家中自行监测病情变化，掌握正确的吸入技术，有条件的应写哮喘日记，与医生共同制订出防止复发、保持长期稳定的方案。

（6）做好歇止期的防治，中西医结合综合治疗，注意自我防护和自我保健。

（陈　炜　宫晓飞）

第七章　慢性阻塞性肺疾病

慢性阻塞性肺疾病(chronic obstructive pulmonary disease,COPD)是呼吸系统的一种常见病和多发病。2006 年慢性阻塞性肺疾病全球创议将 COPD 定义如下:“COPD 是一种可以预防、可以治疗的疾病,伴有一些显著的肺外效应,这些肺外效应与患者疾病的严重性相关。肺部病变的特点为不完全可逆性气流受限,这种气流受限通常呈进行性发展,与肺部对有害颗粒或气体的异常炎症反应有关。”COPD 主要累及肺脏,但也可引起全身(或称肺外)的不良效应。肺功能检查对确定气流受限有重要意义。在吸入支气管舒张剂后,第 1 秒用力呼气容积(FEV1)/用力肺活量(FVC)<70%表明存在气流受限,并且不能完全逆转。慢性咳嗽、咳痰常先于气流受限许多年存在;但不是所有有咳嗽、咳痰症状的患者均会发展为 COPD。部分患者可仅有不可逆气流受限改变而无慢性咳嗽、咳痰症状。COPD 与慢性支气管炎和肺气肿密切相关。通常,慢性支气管炎是指在排除慢性咳嗽的其他已知原因后,患者每年咳嗽、咳痰 3 个月以上,并连续 2 年以上者。肺气肿则指肺部终末细支气管远端气腔出现异常持久的扩张,并伴有肺泡壁和细支气管的破坏而无明显的肺纤维化。当慢性支气管炎、肺气肿患者肺功能检查出现气流受限,并且不能完全可逆时,则能诊断为 COPD。如患者只有“慢性支气管炎”和/或“肺气肿”,而无气流受限,则不能诊断为 COPD。总之,COPD 不是一个独立存在的疾病,而是由慢性支气管炎、肺气肿这两种疾病过程及相互交叉发展最终引起的不可逆性气道阻塞。

【病因】

1. 吸烟

吸烟为COPD重要的发病因素。吸烟者肺功能的异常率较高,FEV1的年下降率较快,吸烟者死于COPD的人数较非吸烟者为多。被动吸烟也可能导致呼吸道症状以及COPD的发生。孕期妊娠妇女吸烟可能会影响胎儿肺脏的生长及在子宫内的发育,并对胎儿的免疫系统功能有一定影响。

2. 职业性粉尘和化学物质

当职业性粉尘及化学物质(烟雾、过敏原、工业废气及室内空气污染等)的浓度过大或接触时间过久,均可导致与吸烟无关的COPD发生。接触某些特殊的物质、刺激性物质、有机粉尘及过敏原能使气道反应性增加。

3. 空气污染

化学气体如氯、氧化氮、二氧化硫等,对支气管黏膜有刺激和细胞毒性作用。空气中的烟尘或二氧化硫明显增加时,COPD急性发作显著增多。其他粉尘如二氧化硅、煤尘、棉尘等也刺激支气管黏膜,使气道清除功能遭受损害,为细菌入侵创造条件。烹调时产生的大量油烟和生物燃料产生的烟尘与COPD发病有关,生物燃料所产生的室内空气污染可能与吸烟具有协同作用。

4. 感染

呼吸道感染是COPD发病和加剧的另一个重要因素,肺炎链球菌和流感嗜血杆菌可能为COPD急性发作的主要病原菌。病毒也对COPD的发生和发展起作用。儿童期重度下呼吸道感染和成年时的肺功能降低及呼吸系统症状的发生有关。

5. 社会经济地位

COPD的发病与患者社会经济地位相关。这也许与室内外空气污染的程度不同、营养状况、社会经济地位等差异有一定的内在联系。

【诊断依据】

COPD的诊断应根据临床表现、危险因素接触史、体征及实验室检查等资料综合分析确定。考虑COPD诊断的关键症状为慢性咳嗽、咳痰、呼吸困难及危险因素接触史，存在不完全可逆性气流受限是诊断COPD的必备条件。肺功能检查是诊断COPD的“金标准”。肺功能检查应在吸入足够剂量的支气管舒张剂（如400微克沙丁胺醇）后进行，如果第1秒用力呼气容积/用力肺活量比值（FEV1/FVC）＜70％，表明有气流受限存在且不可逆，可诊断为COPD。吸入支气管扩张药后FEV1/FVC＜0.70及FEV1＜0.80预计值者，可确定为不完全可逆的气流受限。

【临床表现】

慢性阻塞性肺疾病分期：

COPD病程可分为急性加重期与稳定期。急性加重期是指患者出现超越日常状况的持续恶化，并需改变基础COPD的常规用药者，通常在疾病过程中，患者短期内咳嗽、咳痰、气短和/或喘息加重，痰量增多，呈脓性或黏脓性，可伴发热等炎症明显加重的表现。稳定期则指患者咳嗽、咳痰、气短等症状稳定或症状轻微。

慢性阻塞性肺疾病分级：

Ⅰ级：轻度COPD。特点为轻度气流受限（FEV1/FVC＜0.70；但FEV1≥80％预计值），通常有慢性咳嗽、咳痰症状，但不是所有的患者都有。在这一阶段，患者通常并没有意识到其肺功能异常。

Ⅱ级：中度COPD。特点为气流受限程度加重（FEV1/FVC＜0.70；50％≤FEV1＜80％预计值），出现呼吸困难，尤其在活动后，咳嗽和咳痰有时也存在。这一阶段，患者往往因为慢性呼吸系统症状或疾病的急性加重而就诊。

Ⅲ级：重度COPD。特点为气流受限进一步恶化（FEV1/FVC＜0.70；30％≤FEV1＜50％预计值），呼吸困难加重、活动耐量下降、乏力和反复急性发作影响到生活质量。

Ⅳ：极重度COPD。特点为严重的气流受限（FEV1/FVC＜0.70；FEV1＜30％预计值或FEV1＜50％预计值，伴有慢性呼吸衰竭）。呼吸衰竭定义为：

在海平面大气压下呼吸室内空气时，动脉血氧分压（PaO_2）低于 8.0 千帕（60 毫米汞柱），伴或不伴有动脉血二氧化碳分压（$PaCO_2$）高于 6.7 千帕（50 毫米汞柱）。呼吸衰竭也可以影响心脏功能，导致肺心病（右心功能不全）。肺心病的临床体征包括：颈静脉压力升高和下肢可凹性水肿。如果出现以上并发症，即使 FEV1＞30％预计值，也划分为Ⅳ级。在这一阶段，患者生活质量明显受损，急性发作时可能危及生命。

【中医认识】

COPD 相当于中医学的“肺胀”或“喘证”，早在《内经》中即有“肺胀”的记载。《灵枢·胀论》中曰：“肺胀者，虚满而喘咳。”《灵枢·五阅五使》中曰：“故肺病者，喘息鼻张。”《灵枢·经脉》篇中曰“肺手太阴之脉……是动则病肺胀满膨膨而喘咳。”已指出肺胀乃虚实相兼之复杂证候。《灵枢·本脏》中曰：“肺高则上气肩息咳。”《素问·举痛论》中曰：“劳则喘息汗出。”指出喘证病因既有外感，也有内伤，病机亦有虚实之别。《素问·经脉别论》中云：“有所坠恐，喘出于肝。”提示喘虽以肺为主，亦涉及他脏。《金匮要略·肺痿肺痈咳嗽上气病脉证并治》中的“上气喘而燥者，属肺胀，欲作风水，发汗则愈”，“咳而上气，此为肺胀，其人喘，目如脱状，脉浮大者，越婢加半夏汤主之”，“肺胀，咳而上气，烦躁而喘，脉浮者，心下有水，小青龙加石膏汤主之”，已明确指出了肺胀之病机为素有水饮内蓄，因外感触发。《诸病源候论·咳逆短气候》中记载肺胀的发病机制是“肺虚为微寒所伤则咳嗽，嗽则气还与肺间则肺胀，肺胀则气逆，而肺本虚，气为不足，复为邪所乘，壅塞不能宣畅，故咳逆短乏气也。”可见肺胀的主要病因是久病肺虚。金元的朱丹溪在《丹溪心法·咳嗽》中曰：“肺胀而咳，或左或右不得眠，此痰夹瘀血，碍气而病，宜养血流动于气，降火疏肝以清痰。”用四物汤加桃仁、青皮、竹沥、姜汁之类治疗。这些论述与现代医学 COPD 发展过程中出现的瘀血、高凝状态相一致。明代张景岳把喘证归纳成虚、实两证，《景岳全书·喘促》中说：“实喘者有邪，邪气实也；虚喘者无邪，元气虚也。”提出了喘证的辨证纲领。清代《临证指南医案·喘》中说：“在肺为实，在肾为虚”。《类证治裁·喘证》中则明确指出“喘由外感者治肺，由内伤者治肾”的治疗原则。《证治汇补·咳嗽》中认为肺胀：“又有气散而胀者，宜补肺，气逆而胀者，宜降气，当参虚实而施治”。

祖国医学认为，本病与外邪侵袭及肺、脾、肾等脏的功能失调有关。它总是由多种慢性肺脏疾病的后期转归而成，中医对其病因病机的认识大体一致。其病因以久病肺虚为主，由于反复感邪，而使病情进行性加重且呈不可逆的进展。病位初在肺，继则影响到脾肾，后期及心。

1. 外邪侵袭

常因重感风寒，邪袭于肺，内则壅遏肺气，外则郁闭皮毛，肺卫为邪所伤，肺气不得宣畅，或因风热犯肺，肺气壅实，甚则热蒸液聚成痰，清肃失司，以致肺气上逆作喘。若表寒未解，内已化热，或肺热素盛，寒邪外束，热不得泄，则热为寒郁，肺失宣降，气逆而喘。故《景岳全书·喘促篇》中说：“实喘之证，以邪实在肺也，肺之实邪，非风寒则活邪耳。”

2. 饮食不当

恣食肥甘生冷，或嗜酒伤中，脾失健运，痰浊内生，上干于肺，壅阻肺气，升降不利，发为喘促。若湿痰久郁化热，或肺火素盛，痰受热蒸，则痰火交阻，清肃之令不行，肺气为之上逆。《仁斋直指附遗方论·喘嗽》中指出：“唯夫邪气伏藏，凝涎浮涌，呼不得呼，吸不得吸，于是上气促急。”即指痰浊涌盛之喘证而言。如复加外感诱发，可见痰浊与风寒邪热等内外合邪的错杂情况。

3. 情志不调

情怀不遂，忧思气结，肺气痹阻，气机不利，或郁怒伤肝，肝气上逆于肺，肺气不得肃降，升多降少，气逆而喘。此即《医学入门·喘》中所说“惊忧气郁，惕惕闷闷，引息鼻张气喘，呼吸急促而无痰声音”之类。

4. 劳欲久病

久病肺弱，咳伤肺气，肺之气阴不足，以致气失所主而短气喘促，故《证治准绳·喘》中说“肺虚则少气而喘”。若久病迁延不愈，由肺及肾，或劳欲伤肾，精气内夺，肺之气阴亏耗，不能下荫于肾，肾之真元伤损，根本不固，则气失摄纳，上出于肺，出多入少，逆气上奔而为喘。此即《医贯·喘》中所说："真元损耗，喘出于肾气之上奔……乃气不归元也。"若肾阳衰弱，水无所主，凌心射肺，肺气上逆，心阳不振而致喘者，则属虚中夹实之候。此外，中气虚弱，肺气失于充养，亦可导致气虚而为喘。

总之，本病的病位在肺，与脾、肾相关。本病早期以邪实为主，以痰、瘀、热互结等标实为主；中期正虚邪盛、邪正相持为主；晚期以肺、脾、肾亏虚为主。其性质是本虚标实，肺、脾、肾亏虚为本，痰、热、瘀互结为标。其基本病机是素体本虚，肺、脾、肾亏虚，痰、热、瘀交阻。

本病的证治分型主要有以下几类：

1. 痰浊阻肺证

胸膺满闷，短气喘息，稍劳即著，咳嗽痰多，色白黏腻或呈泡沫，畏风易出汗，脘痞纳少，倦怠乏力，舌暗，苔薄腻或浊腻，脉小滑。

2. 痰热郁肺证

咳逆，喘息气粗，胸满，烦躁，目胀睛突，痰黄或白，黏稠难咳，或伴身热，微恶寒，有汗不多，口渴欲饮，溲赤，便干，舌边尖红，苔黄或黄腻，脉数或滑数。

3. 痰蒙神窍证

神志恍惚，表情淡漠，谵妄，烦躁不安，撮空理线，嗜睡，甚则昏迷，或伴肢体瞤动，抽搐，咳逆喘促，咳痰不爽，苔白腻或黄腻，舌质暗红或淡紫，脉细滑数。

4. 阳虚水泛证

心悸，喘咳，咳痰清稀，面浮，下肢水肿，甚则一身悉肿，腹部胀满有水，脘痞，纳差，尿少，怕冷，面唇青紫，苔白滑，舌胖质暗，脉沉细。

5. 肺肾气虚证

呼吸浅短难续，声低气怯，甚则张口抬肩，倚息不能平卧，咳嗽，痰白如沫，咳吐不利，胸闷心慌，形寒汗出，或腰膝酸软，小便清长，或尿有余沥，舌淡或暗紫，脉沉细数无力，或有结代。

【中医保健措施】

一、未病先防

（一）饮食营养

COPD患者由于呼吸时能量消耗增加、组织缺氧、反复感染、消化吸收功能障碍，常易导致营养不良。主要表现为体重减轻、皮肤干燥、皮下脂肪减少、肌肉萎缩、口唇干裂等。有资料表明，有1/4以上的COPD患者体重低于理想体重，住院的COPD患者中，50%以上有营养不良。营养不良会进一步损害肺的防御和免疫功能，使患者更容易出现呼吸道感染，加重肺气肿损害的进程。因此，营养不良的COPD缓解期患者必须进行营养补充，调整饮食。即使无明显症状，也应提倡健康饮食：多吃水果、蔬菜，补充富含蛋白质的食物，如鱼、鸡蛋、牛奶等。

对于轻、中度缓解期COPD患者来说，一般可通过膳食补充增加营养；而无法正常饮食的重度营养不良患者，可选用经胃管或静脉给予高营养物质。COPD患者在平静状态下，其能量消耗较正常人高出20%～40%；若在体力活动状态下，其能量消耗还会进一步增加。据估计，COPD营养不良患者的能量摄入为正常人基础能量消耗的150%～170%。若以体重约60千克的COPD患者为例，每日摄入热量平均应在8368～10460千焦（2000～2500千卡），其中，蛋白质、脂肪及碳水化合物的供能比例分别以15%、25%～35%、50%～60%为宜。按以上比例配比，每天可进食牛奶250克、鸡蛋1～2只、各种肉类150克、主食400克、各种新鲜蔬菜500～750克、水果100～200克，这样才能基本保证各种营养物质的均衡摄入。患者可根据自身情况和饮食习惯合理安排，如有条件，最好到医院在专业营养师的指导下进行调整和随访。

（二）功能锻炼

主要包括全身锻炼和呼吸肌局部锻炼。

1. 全身锻炼

锻炼前，应先做一些曲臂、伸腿、弯腰等准备动作；锻炼后，也要有原地踏步等整理动作。患者应根据病情酌情选择自己力所能及的活动，如行走、慢跑、广播操、太极拳、家务劳动等，这些运动不仅能增加肌肉的活动度，也能增强呼吸循环功能。在此推荐一种12分钟行走法，即患者在平地以最快速度行走12分钟，每天可进行3～4次。患者根据自身的主观感觉、呼吸困难和心悸程度，决定行走速度。这种锻炼方法不仅简单易行，而且可给医生评价患者的全身运动量提供参考。

2. 呼吸肌功能锻炼

包括腹式呼吸和缩唇呼吸。在实际应用中，可将两者结合起来，即在腹式呼吸的同时进行缩唇呼吸，以达到更好的效果。

腹式呼吸锻炼的关键在于协调膈肌和腹肌在呼吸运动中的活动，以提高呼吸效率。呼气时，腹肌收缩帮助膈肌松弛，随腹腔内压增加而上抬，增加呼气潮气量；吸气时，膈肌收缩下降、腹肌松弛，保证最大吸气量。

缩唇呼吸是通过增加呼气出口阻力，减少呼吸道内压力下减速度，可防止呼气时小气道陷闭狭窄，利于肺泡气排出并防止肺泡萎缩之功效。用鼻吸气，用口呼气时口唇收拢，呈吹口哨样，尽力将气呼出，以改善通气。呼吸需按节律进行，吸与呼时间之比约为1∶2或1∶3。实践表明，COPD患者合理的膳食安排加上机体的功能锻炼，可以增强体质，减少急性加重的发作频率和严重程度，显著改善患者的生活质量。

（三）戒烟

对COPD患者的流行病学调查表明，吸烟是COPD最重要的发病因素，吸烟可直接导致肺实质细胞的凋亡和坏死。同时能加重COPD气流受限和不完全可逆的程度，促进COPD的形成与发展，并能较不吸烟的COPD患者更早发生肺心病和呼吸衰竭。故慢性阻塞性肺疾病防治全球倡议把教育患者戒烟放在稳定期COPD药物治疗之前。最好方法是让吸烟者首先认识到吸烟对慢性支气管炎、COPD和人体的危害，使患者真正认识到戒烟的重要性，从而在思想上坚决戒烟。同时让患者改变以往不良的生活方式，避免接触引起吸烟的主要刺激物或场所，尽量推迟吸烟。当患者出现戒烟症状时，给予尼古丁替代疗法以减轻烟瘾及戒烟症状，从而进一步达到戒烟的目的。戒烟后应密切注意戒烟后再吸。戒烟又是一个艰巨的任务，因香烟中的尼古丁是一种兴奋剂，可以使吸烟者感受到一种轻柔的快感而成为主要的成瘾源。由于尼古丁在血浆中的半衰期短，当患者不吸烟时就会出现沮丧、紧张、易激惹、失眠、注意力不集中、脉搏及血压下降以及情绪不稳等戒烟症状，使患者渴望补充尼古丁而导致戒烟困难或戒烟后复吸。我们应重点向患者强调吸烟的危害性，从而使其从内心坚决要求戒烟，这是戒烟成败的关键，也是戒烟后是否复吸的关键，并动员其家属、朋友督促其改变不良的生活方式。

二、既病防变

（一）痰浊壅肺证

治法：化痰降气，健脾益肺。

方剂：苏子降气汤合三子养亲汤加减。

组成：苏子、前胡、白芥子、半夏、厚朴、陈皮、白术、茯苓、甘草。

加减：痰多，胸满不能平卧，加葶苈子、莱菔子泻肺祛痰平喘；肺脾气虚，易出汗，短气乏力，痰量不多，酌加党参、黄芪、防风健脾益气，补肺固表。若属外感风寒诱发，痰从寒化为饮，喘咳，痰多黏白泡沫，见表寒里饮证者，宗小青龙汤意加麻黄、桂枝、细辛、干姜散寒化饮。饮郁化热，烦躁而喘，脉浮，用小青龙加石膏汤兼清郁热。若痰浊夹瘀，唇甲紫暗，舌苔浊腻者，或用涤痰汤加丹参、地龙、桃仁、红花、赤芍、水蛭等。

（二）痰热郁肺证

治法：清肺化痰，降逆平喘。

方剂：越婢加半夏汤或桑白皮汤加减。

组成：越婢加半夏汤由麻黄、黄芩、石膏、桑白皮、杏仁、半夏、苏子组成；桑白皮汤由桑白皮、半夏、苏子、杏仁、贝母、黄芩、黄连、山栀、生姜组成。

加减：痰热内盛，胸满气逆，痰质黏稠不易咯吐者，加鱼腥草、金荞麦、栝楼皮、海蛤粉、大黄、芒硝清热滑痰利肺；痰鸣喘息，不得平卧者，加射干、葶苈子泻肺平喘；痰热伤津者，加天花粉、知母、芦根以生津润燥；阴伤而痰量已少者，酌减苦寒之味，加沙参、麦冬。

（三）痰蒙神窍证

治法：涤痰，开窍，熄风。

方剂：涤痰汤加减。

组成：半夏、茯苓、橘红、胆星、竹茹、枳实、菖蒲、远志、郁金。另可配服至宝丹或安宫牛黄丸以清心开窍。

加减：痰热内盛，身热，烦躁，谵语，神昏，苔黄舌红者，加葶苈子、天竺黄、竹沥；肝风内动，抽搐者，加钩藤、全蝎，另服羚羊角粉；血瘀明显，唇甲发绀者，加丹参、红花、桃仁活血通脉；如皮肤黏膜出血，咯血，便血色鲜者，配清热凉血止血药，如水牛角、生地、丹皮、紫珠草等。

（四）阳虚水泛证

治法：温肾健脾，化饮利水。

方剂：真武汤合五苓散加减。

组成：附子、桂枝、茯苓、白术、猪苓、泽泻、生姜、赤芍。

加减：水肿势剧，上凌心肺，心悸喘满，倚息不得卧者，加沉香、黑白丑、川椒目、葶苈子、万年青根行气逐水；血瘀甚，发绀明显者，加泽兰、红花、丹参、益母草、北五加皮化瘀行水。待水饮消除后，可参照肺肾气虚证论治。

（五）肺肾气虚证

治法：补肺纳肾，降气平喘。

方剂：平喘固本汤合补肺汤加减。

组成：党参（人参）、黄芪、炙甘草、冬虫夏草、熟地、胡桃肉、脐带、五味子、灵磁石、沉香、紫菀、款冬、苏子、法半夏、橘红。

加减：肺虚有寒，怕冷，舌质淡者，加肉桂、干姜、钟乳石温肺散寒；兼有阴伤，低热，舌红苔少者，加麦冬、玉竹、生地养阴清热；气虚瘀阻，颈脉动甚，面唇发绀明显者，加当归、丹参、苏木活血通脉。如见喘脱危象者，急用参附汤送服蛤蚧粉或黑锡丹补气纳肾，回阳固脱。病情稳定阶段，可常服皱肺丸。

【病后保健】

一、生活调理

(1)要有良好的居住环境。要加强个人和居室卫生,保持室内通风换气,温度湿度要合适。寒冷的冬季空气较干燥,可在室内地面洒水或用加湿器以增加空气湿度。

(2)生活规律,劳逸有度。COPD不是一朝一夕形成的,而是日积月累生活无度的结果。诸如劳力过度、劳心过度、房事过度、大量吸烟等均可损及身心健康,伤害呼吸系统,引发COPD。因此,COPD患者一定要改变不良的生活方式,做到生活规律,劳逸结合,保证充足的睡眠;千万不要从事过度劳动,有心慌、气短者更应掌握好自己的活动量,以减轻心脏负担。

(3)坚持运动。不少COPD患者天气一冷便缩在屋里“猫冬”,不敢出门活动。其实,适度的户外运动有益无害。患者可根据自己的体质状况选择合适的锻炼项目,如散步、慢跑、打太极拳、做中老年健身操;身体状况较好的也可爬山、游泳,但要循序渐进,持之以恒,运动后以自我感觉舒适为度。

(4)防范上呼吸道感染。上呼吸道感染易引起COPD患者的急性发作。因COPD患者抵抗力低,稍受寒冷刺激,上呼吸道黏膜血管就会产生反射性收缩,使气道缺血,存在于上呼吸道黏膜的细菌或病毒便会乘机侵入黏膜上皮细胞而生长繁殖,产生毒素,引起上呼吸道感染症状,重者可引发肺部感染,使病情恶化。因此,COPD患者一年四季,特别是冬天和早春,要注意防止受凉,寒冷天气更要防寒保暖。在雨雪或多雾的天气,不要外出,可在室内活动。在冬春呼吸道传染病流行时,不要去人多拥挤的公共场所,减少感染机会。

二、饮食调理

(一)饮食调护

(1)COPD急性发作时宜多吃一些温热、清淡、富含营养和维生素的食物,以免增热生痰。病情平稳时宜食滋补性食物，以补肾纳气。

(2)宜用低碳水化合物(低糖)、高纤维素、高蛋白质饮食。每日蛋白质供应量为1.25～1.5克/千克(体重)，如牛奶、动物肝脏、鸡蛋、瘦肉、鱼、豆制品等优质蛋白质和高铁元素可以增加能量，增强机体免疫功能，维持骨骼和肌肉张力且无增痰、上火之弊。

(3)多饮水可使痰液稀释而有利于排出，从而改善感染症状，增强治疗效果。同时加些盐使体内渗透压恢复平衡，从而达到抗秋燥的效果。每日饮水量应不少于2000毫升。

(4)多食新鲜的蔬菜，如白菜、油菜、萝卜、番茄、黄瓜等，可补充各种维生素和矿物质，且有清痰祛火之功能。一些果品类食物如梨、枇杷、柑橘、莲子、百合、核桃、大枣、白果、栗子、松子以及蜂蜜、甘蔗、荸荠、芝麻、粳米等，不仅可祛痰止咳，且能健脾补肾，滋润肺阴。但气候渐冷，瓜果也不易多食，以免损伤脾胃阳气。

(5)软饭或半流质食物可减轻呼吸急促所引起的咀嚼、吞咽困难，有利于消化吸收，并防止食物反流。

(6)气阴两虚者每餐不要吃太饱，应少食多餐。COPD患者病情反复发作，由于机体缺氧，使胃肠功能减弱，少食多餐、细嚼慢咽可减轻胃肠负担，有利于消化吸收。吃得过饱亦可使腹压增高，亦可诱发COPD发作。进食也不宜过快，否则可引起阵发性咳嗽。

(7)饮食宜少辛多酸，戒烟酒。秋季人的肺脏与气候相应，即肺气盛于秋。辛味养肺，因而少吃辛味菜肴可防肺气太盛。从中医五行生克学说来讲，肺属金，肝属木，金旺则能克木，使肝木受损。辛辣、香燥、煎炸等食物也属易"生火"之品，多食会耗伤阴血津液而加重口唇干燥的感觉，也会刺激呼吸道使咳嗽加重。肺盛伤肝应多吃酸味菜肴。减辛以平肺气，增酸以助肝气，以防肺气太过盛肝，使肝气郁结。

(8)忌高脂肪食物。肥胖患者多数横膈上移，活动度减少，可加重喘憋，所以减轻体重同样很关键。

(9)忌产气食物。地瓜、土豆、韭菜、面食等进入机体后在消化过程中会产生大量气体，在排出人体之前会使腹部胀气，横膈上抬，胸腔缩小，导致肺通气不利，故应少食或不食。也不宜喝含气饮料如汽水、啤酒等，因为其中的二氧化碳对肺脏也不利。

(10)忌海腥肥腻之品。肥肉等荤腥之品易助湿生痰，可以发病动风，助火生痰，致使脾为湿热所困，使喘憋等发作加重。俗话说"鱼生火，肉生痰，白菜豆腐保平安"，这是应遵循的原则。

(11)忌生冷的饮食。咳喘患者特别是老年患者身体已虚，脾胃功能比较虚弱，再食生冷食物之后容易引起胃肠蠕动减慢，从而导致消化不良，食欲不振，使患者体质下降。生冷饮食亦会引起脾胃运化失调，生痰生湿。

(12)忌过甜、过咸的饮食。中医所说的"甜哮""咸哮"就是由于偏食了过甜或过咸的食物所引起的。过咸，易水钠潴留和刺激呼吸道。过甜，可致人体产生湿热，从而化生痰液。患者本身就多痰，再大量食用过甜、过咸的食物会使痰饮积聚而加重病情。

(二)中医食疗

常用单方、验方、中成药列举：

(1)猪肺250克，川贝10克，梨2个切片，加冰糖少许，加水后以小火熬煮3小时后服用。可止咳平喘化痰。

(2)杏仁60克，研成泥状，加水煮粥，也可加猪肺同煮。可止咳平喘。老年慢性支气管炎伴痰多者适用。

(3)白果仁10～12克，炒后去壳，加水煮熟，再加蜂蜜调汤饮用。适用于气短咳喘患者服。

(4)梨1个，挖去核，放入川贝粉2克，加冰糖，隔水蒸熟服，每日1次，可常服。

(5)蜂蜜核桃膏：核桃仁(研碎)、蜂蜜各等份，置锅内文火熬成膏，装玻璃器皿内，早晚各服20克，具有补肾纳气、止咳平喘及提高免疫功能的作用，对控制本病的复发有良好的效果。

(6)鲜百合2～3个，洗净，捣汁，温开水和服，每日2次。可补肺止咳。

(7)萝卜汁、鲜藕各250克，梨2个，切碎绞汁，加蜜250克调匀后分2～3次服。适用于痰黄或黏白的咳嗽患者。

(8)海蜇30克，荸荠6个，加水煎服。适用于咳嗽有老痰不易咯出者。

(9)胡桃肉30～50克，去皮捣烂；粳米50克，加水如常法煮粥，粥熟后加入胡桃肉，调匀。早晚各温服1次。

(10)紫河车粉：取胎盘2～3具，洗净，置温箱烤干研粉，装入胶囊。每次3～4粒，2次每日，入冬前早晚以米汤或温开水送服。胎盘所含胎盘脂多糖等有调节和增强人体免疫力及兴奋肾上腺皮质等作用，经常服用对本病有较好的疗效。

常用的食疗食谱列举：

1. 橘红八珍糕

【原料】茯苓10克，白术10克，芡实15克，山药15克，薏苡仁20克，白扁豆10克，杏仁(去皮、尖)15克，陈皮丝15克，米粉250克，白糖适量。

【制法】将茯苓、白术、芡实、山药、薏苡仁、白扁豆、杏仁研成粉，炒香，加入米粉及适量白糖用陈皮煮水，糅合成团，放入模型中，上面撒上陈皮丝，用武火蒸熟食用。

【用法】早晚各1次或当点心食用，可长期食用。

【功效】温化寒痰。脾虚湿痰内蕴、痰质白稀、肢体困重、大便溏软者可常食。

2. 秋梨川贝膏

【原料】雪花梨1000克，款冬花、百合、麦冬、川贝母各30克，冰糖50克，蜂蜜200克。

【制法】将款冬花、百合、麦冬、川贝母切碎，加水煎取浓汁，去渣；将梨去皮、核，切碎，加入浓药汁中；再加入冰糖、蜂蜜，文火熬成稠状膏。

【用法】每次食膏15克，1日2次，温开水冲服。

【功效】润肺养阴，止咳化痰。适用于肺阴亏虚型慢性阻塞性肺疾病患者。

3. 黄精杏肺汤

【原料】黄精 12 克，甜杏仁 10 克，萝卜 250 克，猪肺（也可用羊肺）500 克，生姜 3 片，调料适量。

【制法】将猪肺洗净，汆去血水，切块；萝卜洗净去皮切片，同放锅中，加入黄精、甜杏仁、生姜、清水适量煮沸，文火炖至烂熟，加食盐调味食用。

【用法】饮汤食肉，每周 1～2 剂，连服 2～3 个月。

【功效】滋阴润肺，止咳化痰。本品对于痰黏难咳出、动则气短、口干咽燥的慢性阻塞性肺疾病患者最为适宜。

4. 人参蛤蚧粥

【原料】蛤蚧粉 2 克，人参粉 2 克，糯米 100 克。

【制法】先将糯米煮成稀粥，待粥熟时加入蛤蚧粉、人参粉，搅匀，趁热食用。

【用法】每日 1 剂，3～5 天为 1 个疗程。

【功效】补肺脾肾，化痰止咳。常喝此粥对于阳虚畏寒、久咳虚喘的慢性阻塞性肺疾病患者较为合适。

5. 四仁鸡子羹

【原料】白果仁、甜杏仁各 100 克，核桃仁、花生仁各 200 克，鸡蛋若干。

【制法】四仁共研末，每日清晨取 20 克，鸡蛋 1 个打匀，加末搅拌，蒸成蛋羹食用。

【用法】连服半年以上可见效果。

【功效】扶正固本，补肾润肺，纳气平喘。适用于肺肾亏虚型慢性阻塞性肺疾病患者。

6. 虫草炖鸡

【原料】冬虫夏草 5 条，鸡 1 只，火腿 25 克，姜、绍酒少许，瘦肉 500 克。

【制法】将洗净的鸡切成大块，把瘦肉也切成较大的块，同时放入清水、绍酒用文火煲 2 小时。将冬虫夏草先用水浸泡，将煲熟的鸡肉和汤倒入炖盅内，放入冬虫夏草，盖上盅盖，隔水炖 2 小时即可。

【用法】饮汤吃肉，每周 1 剂，连服半年以上可见效果。

【功效】补肾壮阳，强身健体。适用于肾阳虚体弱的慢性阻塞性肺疾病患者。

7. 虫草鹌鹑

【原料】冬虫夏草 3 克，鹌鹑 8 只，姜、葱、胡椒粉、精盐、鸡汤各适量。

【制法】将冬虫夏草用温水洗净，鹌鹑去毛，剁去头和爪后沥尽血，由背部剖开，去内脏后洗净，放入沸水锅中焯 1 分钟捞出，姜切片、葱切段。冬虫夏草分放在 8 只鹌鹑腹内，鹌鹑用线缠紧放在盆中，放入精盐、胡椒粉、鸡汤，用绵纸封口，上笼蒸约 40 分钟，取出后揭去绵纸，拆去线即可食用。

【用法】饮汤吃肉，每周 1 剂，连服半年以上可见效果。

【功效】补益肺肾，培中运脾。适用于肺肾两虚引起的咳嗽气短，腰膝酸软等症。

8. 虫草炖野鸡

【原料】野鸡 2 只，冬虫夏草 5 克，猪瘦肉 60 克，熟火腿 15 克，葱段、姜片、精盐、味精、姜汁、绍酒、鸡汤、素油各适量。

【制法】野鸡除尽毛，从背部剖开，取出内脏；熟火腿切成小块，猪瘦肉切成块，将鸭放入开水锅中焯半分钟，取出用冷水洗净，猪瘦肉也入开水锅焯水，加入火腿块，稍滚即捞出沥水分。炒锅入火烧热，放油下葱段、姜片煸香，将鸭入锅爆炒后翻身再爆炒，烹入素汁、绍酒，加沸水移入炖锅，上笼蒸 2 小时取出，去掉葱段、姜片，去掉野鸡胸骨，去浮沫，用洁净纱布将原汤过滤留用，野鸡放回炖锅内，野鸭向上鸭头置胸上，倒入鸡汤，并加入冬虫夏草、猪瘦肉块、火腿块，上笼再蒸 1 小时即可。

【用法】饮汤食肉，每周 1～2 剂，连服 2～3 个月。

【功效】补肾益精，强壮身体。可用于遗精，阳痿，早泄，咳喘，盗汗，耳鸣。

9. 川贝冰糖柑

【原料】广柑 1 个，川贝粉 6 克，冰糖 20 克。

【制法】广柑去皮、核，压碎，加川贝粉、冰糖，同放入锅内蒸，待水开后再蒸

20分钟即可。

【用法】一次食用，可长期食用。

【功效】补益肺气，宣肺止咳。适用于虚证慢性阻塞性肺疾病患者。

10. 桑叶杏仁饮

【原料】桑叶10克，杏仁、沙参各6克，浙贝3克，梨皮15克，冰糖10克。

【制法】上六味水煎服。

【用法】取汁代茶饮。可长期服用。

【功效】清热解毒，润肺化痰。此方适用于慢性阻塞性肺疾病因感染急性发作者及病后余热未清者。

11. 核桃百合粥

【原料】核桃仁20克，百合10克，粳米100克。

【制法】上三味洗净共煮粥。

【用法】早晚各1次温服。连服3～4个月。

【功效】补肺脾肾，温中散寒。适用于脾肾阳虚，畏寒肢冷，喘咳气短者。

12. 鲤鱼蔻仁汤

【原料】鲤鱼1条(250克以上)，蔻仁4克。

【制法】将鱼去鳞和内脏后洗净，将蔻仁放鱼腹中，加少量生姜片和盐调味。

【用法】煮汤分两次服。可长期食用。

【功效】化痰止咳，利水消肿。本方对胸腹胀满，水肿，喘咳痰多的患者最为适宜。

13. 百合柚子饮

【原料】新鲜柚子皮1个，百合120克，五味子30克，川贝30克。

【制法】上四味共放入砂锅内，加水1500毫升，煎2小时，去药渣，调入适量白糖，装瓶备用。

【用法】一剂3日服完，连服5～10剂。

【功效】滋阴润肺，敛肺止咳。适用于各型慢性阻塞性肺疾病患者。

14. 萝卜猪肺汤

【原料】萝卜500克，杏仁15克，白果仁6克，猪肺(或牛肺)250克。

【制法】上四味微火共炖至烂熟，入少许盐调味。

【用法】分2次服，隔日1剂。连服2～3个月。

【功效】清热化痰，宣肺止咳。适用于痰热犯肺，喘咳痰鸣，口苦咽干，痰稠难出者。

三、精神调理

慢性阻塞性肺疾病患者的体质多与阳虚、气虚、血瘀、痰湿体质有关。由于患病时间较长，性格多内向、压抑，情绪不佳，易于低沉。在日常生活中，应学会调节不良情绪，保持良好的精神状态，消除不必要的焦虑和忧郁，以平和的心态对待疾病，树立战胜疾病的信心。

四、保健疗法

1. 穴位敷贴

白芥子、山栀、桃仁、杏仁各20克，吴茱萸、樟脑各10克。研末，和匀，与鸡蛋清、面粉调成饼状，分贴于两侧涌泉穴，再用热水袋加温片刻。24小时取下，如无效，再续贴1次。适用于感冒、咳嗽较甚者。

2. 肚脐敷贴

用温肾健脾脐贴膏(吴茱萸、红参、海马、鹿茸、炙甘草按1∶5∶5∶5∶3的比例配以香油、凡士林等调制成膏)局部敷贴，先用热毛巾将肚脐神阙穴擦拭干净，然后局部敷贴温肾健脾膏，用胶布敷盖。适用于体虚易感者。

3. 穴位注射

柴胡注射液或银黄注射液或鱼腥草注射液2～4毫升，上药任取一种，取双侧曲池穴，常规消毒后，用注射器将药物注入穴内，每穴0.5～1毫升，每日2次，3日为1个疗程。适用于上呼吸道感染热势较高者。

4. 推拿

患者取俯卧位，用小鱼际或掌跟顺背部两侧膀胱经各擦50次以上，重点在大杼、肺俞、肾俞穴。加减：风寒型加推眉弓、攒竹各20次，揉按风池、迎香各20次，以大鱼际或拇指偏峰推拿前臂手太阴经20次，后点掐外关、合谷。风热型加揉按风池、太阳、迎香各20次，点掐少商、商阳、合谷、曲池。手法完毕后令患者做吹气、呵气口形，不做声响，徐徐出气，直至口中唾液增多，口味甘甜为止。每隔2小时推拿1次，每次10分钟。体弱气虚者加点揉足三里、百会。恶心呕吐者，加揉按内关、中脘、足三里。

5. 拔罐

患者取坐位，头前倾，两手支床沿或椅背，裸露背部，在背部督脉和足太阳膀胱经循行部位涂一层薄薄的石蜡油。采用闪火拔罐法，先吸拔背部大椎穴区，然后手扶罐体，沿督脉循行路线慢慢向下推移到至阳穴区。如伴咳嗽，可加拔两侧肺俞穴区，留罐5～8分钟，每日或隔日治疗1次。除体虚感冒外，均可施用本法治疗。

6. 针刺拔罐

患者取俯卧位，用0.5%碘酊消毒大椎穴，以三棱针点刺放血(挤出1～2滴血为宜)，或用毫针针刺，得气后起针立即拔罐，留罐30分钟，每日1次。对体温较高者，配合针刺双侧曲池穴，强刺激不留针。适用于风寒、风热感冒者。

7. 药枕疗法

将山柰、丁香、菖蒲、肉桂等芳香性中药，粉碎后做成香袋，另加淡竹叶、艾叶、茵陈、苍术、菊花作填充剂。每晚睡觉枕保健枕，疗程3个月。适用于体虚易感者的预防和治疗。

8. 滴鼻疗法

食醋滴鼻液：农家食用柿子醋1毫升，加冷开水10毫升，配成0.5%的醋酸溶液，装入瓶中，如用市售米醋，因醋酸浓度低，故加水要少，每次滴入3滴，间隔2～3小时。24小时为1个疗程，1～3个疗程可治疗感冒。

9. 刮痧疗法

取生姜、葱白各10克，切碎和匀布包，蘸热酒先刮擦前额、太阳穴，然后刮背部脊柱两侧，也可配刮肘窝、腋窝。适用于风寒感冒。

10. 熏洗疗法

取麻黄 9 克，桂枝 6 克，生姜 9 克，紫苏 15 克，甘草 3g 煎汤熏洗头面，得汗而解。适用于风寒感冒。

11. 气功疗法

(1)停闭吐纳功

1)侧卧：屈膝握拳，舒适自然。用鼻深吸气后，停闭呼吸，当感到胀闷时，用口细缓吐出，重复 20 次。然后向另一方向侧卧，姿势同前，行吸气—闭气—吐气，重复 20 次。

2)仰卧：两手四指紧握拇指，同时尽力卷曲脚趾，两眼轻闭。用鼻吸气，停闭呼吸片刻，再从口中细缓吐出，重复 20 次。

(2)感冒导引功：取站式，两脚分开与肩同宽。

1)振摇：两臂屈肘，两手叉腰，拇指朝后，尽力相合托腰间，两臂前后振摇，操练 14 次。两掌贴于腰背部，用掌根上下用力摩擦。操练 14 次。

2)托天：吸气时，两手十指在腹前交叉，沿身体中线徐徐上举至头顶上方，两臂伸直，掌心朝上，同时两腿伸直，脚跟提起。头后仰，眼视手背；呼气时，两手经体侧下落至腹前交叉，脚跟着地，眼视前方。操练 7 次。

3)提按：两脚并拢直立，两臂垂于体侧。吸气时，两臂经体侧上提至平举，掌心朝下，同时左腿屈膝上提，右腿伸直站立；呼气时，两臂经体侧下按至腹前，掌心相对，同时左脚下落着地，两腿屈膝；再提右膝，动作同前，唯左右相反。再吸气时，两手在腹前交叉上提至头顶，掌心朝前，同时左腿屈膝上提，右腿伸直站立；呼气时，两手左右分开，经体侧下按至腹前交叉，左脚下落着地，两腿屈膝；再提右膝，动作同前，唯左右相反。操练 7 次。

五、家庭治疗原则及自我管理

慢性支气管炎和肺气肿都属慢性阻塞性肺疾病，患者常有慢性咳、喘等病史，天气变冷是慢性阻塞性肺疾病急性发作的高峰。家庭护理对于该病非常重要。

(1)感冒是慢性阻塞性肺疾病急性发作的主要诱因，因此要避免着凉、室内定时通风，感冒患者禁止探访。可用凉水洗鼻来增加鼻腔的耐寒能力，每天洗鼻2～3次，不仅可以清除藏匿的污垢和病菌，同时可增强鼻孔及整个上呼吸道对外界寒冷空气的适应性。

(2)有效咯痰对慢性阻塞性肺疾病患者很重要。患者可做深呼吸，然后在深吸气末屏住呼吸用力咳嗽，常能咯出深部痰液，或用手在体表颈部刺激气管从而引起咳嗽、咯痰。对于年老体弱者，应先协助拍背，并应在餐前进行。痰多黏稠者，可做雾化治疗。

(3)慢性阻塞性肺疾病患者长期缺氧，可造成机体多脏器损害，生活质量下降。临床发现慢性阻塞性肺疾病稳定期患者采取家庭氧疗可减少住院次数，明显提高生活质量。方法是：饭后、运动后、睡眠时，给予鼻导管吸氧，流量为1～2升/分钟，每日吸氧时间不少于1.5小时。

(4)慢性阻塞性肺疾病患者应合理安排饮食，保证营养，适当参加锻炼，坚持做呼吸操，按医嘱服药，一旦发现痰色变黄或增多、不易咯出，应及时就诊。

（徐　升）

第八章　原发性支气管肺癌

原发性支气管肺癌，简称肺癌，为起源于支气管黏膜或腺体的恶性肿瘤。据统计，全世界肺癌发病率正以每年0.5%的速度增长，每年约有60万新发肺癌病例。在我国，近20年来肺癌发病率以每年11%的速度递增，20世纪90年代，肺癌总患病率达到了20.41/10万，已占到男性恶性肿瘤的首位，女性恶性肿瘤的第二位。肺癌是现代中西医学共同的疾病名称，西医学对肺癌按组织学分为鳞状上皮细胞癌、小细胞癌、腺癌、大细胞癌等，其中以鳞状上皮细胞癌多见。由于肿瘤部位的不同，临床常分为中央型肺癌和周围型肺癌，以中央型肺癌常见。肺癌是所有癌症中发病率递增速度最快的恶性疾病。由于肺癌症状出现较晚、起病隐匿，70%的患者确诊时已是晚期或具有转移性疾病。晚期或转移性非小细胞肺癌的2年生存率不超过15%，5年生存率低于5%。

【病因】

肺癌的相关危险因素主要有吸烟、大气污染、室内环境污染、职业危害等。研究表明，肺癌患者中75%有重度吸烟史。吸烟者比不吸烟者肺癌发病率高10～13倍。一般而言，开始吸烟的年龄、吸烟的时间长短以及吸烟量的多少与肺癌发生的危险性成正相关。城市上空的大气分析表明，空气中含有多种致癌物质，多为工业燃料燃烧后及大量机动车排出的废气。厨房小环境内煤焦油、煤烟、烹调的油烟等与女性肺癌的发病密切相关。生产环境中能引起癌症的因素很多，目前认为石棉、氯甲醚、焦炉逸散物、砷、镍化合物、芥子气、煤烟、石油、焦油、电离辐射等都是肺癌发生的危险因素。

【诊断依据】

肺癌的诊断：①近期发生的呛咳、顽固性干咳持续数周不愈，或反复咯血痰，或不明原因的顽固性胸痛、气急、发热，或伴消瘦、疲乏等。②年龄在40岁以上，有长期吸烟史的男性。③痰细胞学检查是肺癌客观诊断的重要方法之一，阳性率在80%左右，多次检查可提高阳性率。④胸部X线摄片、CT摄影、支气管碘油造影，有助于肺癌的早期诊断。⑤纤维支气管镜检查，确定病变性质，也是发现中心型早期肺癌的重要方法。此外，对临床上高度怀疑为肺癌的病例，经上述检查未能确诊，可做肺穿刺活检，或及时剖胸探查。

【临床表现】

1. 早期症状

肺癌在早期并没有什么特殊症状，仅为一般呼吸系统疾病所共有的症状，如咳嗽、痰血、低热、胸痛、气闷等，很容易被忽略。肺癌早期常见症状的具体表现为：

（1）咳嗽。肺癌因长在支气管肺组织上，通常会产生呼吸道刺激症状而发生刺激性咳嗽。

（2）低热。肿瘤堵住支气管后往往有阻塞性肺叶存在，程度不一，轻者仅有低热，重者则有高热，用药后可暂时好转，但很快又会复发。

（3）胸部胀痛。肺癌早期胸痛较轻，主要表现为闷痛、隐痛，部位不一定，与呼吸的关系也不确定。如胀痛持续发生则说明癌症有累及胸膜的可能。

（4）痰血。肿瘤炎症致坏死、毛细血管破损时会有少量出血，往往与痰混合在一起，呈间歇或断续出现。很多肺癌患者就是因痰血而就诊的。

2. 早期肺外表现

（1）骨关节症状：此类症状较为多见。由于肺癌细胞可产生某些特殊的内分泌激素（异源性激素）、抗原和酶，这些物质运转作用于骨关节部位，而致骨关节肿胀疼痛，常累及胫、腓、尺、桡等骨及关节，指趾末端往往膨大呈杵状指，

X线摄片检查可见骨膜增生。

(2)肩背痛:肺外围型肺癌常向后上发展,侵蚀胸膜,累及肋骨和胸壁组织,从而引起肩背痛。这类患者很少有呼吸道症状。

(3)声音嘶哑:肺癌转移灶压迫喉神经,可使声带麻痹而致声音嘶哑。由于肺癌的转移灶在早期即可出现,并且转移灶有时长得比原发灶快,因此转移灶的临床表现可先于原发灶出现。

2. 晚期症状

肺癌晚期症状会因患者体质差异而有一定的差别,肺癌晚期时病情比较严重,需要及时对症治疗。

(1)肺癌疼痛。疼痛是肺癌晚期患者经常表现出来的症状,大多数已发生胸内区域性播散的肺癌患者均有胸痛的症状。

(2)声音嘶哑是肺癌晚期症状之一。控制左侧发音功能的喉返神经由颈部下行至胸部,绕过心脏的大血管返行向上至喉,从而支配发音器官的左侧。因此,若肿瘤侵及纵隔左侧,使喉返神经受到压迫,声嘶便产生了,但无咽痛及上呼吸道感染的其他症状。

(3)面、颈部水肿也是肺癌晚期症状中比较常见的。若肿瘤侵及纵隔右侧压迫上腔静脉,最初会使颈静脉因回流不畅而怒张,最后还会导致面、颈部水肿,这需要及时诊断和处理。

(4)气促、胸腔积液也是肺癌晚期症状中的表现。

3. 主要体征

(1)局限性哮鸣音。多为吸气阶段出现,咳嗽后并不消失。

(2)声音嘶哑。淋巴结转移压迫或侵犯喉返神经时出现。

(3)上腔静脉综合征。肿瘤压迫或侵犯上腔静脉,静脉回流受阻,产生头面、颈、上肢水肿,上胸部静脉曲张并水肿,伴头晕、胸闷、气急等症状。肺尖癌压迫或侵犯颈交感神经节时,出现患侧眼球凹陷,上睑下垂、瞳孔缩小、眼裂狭窄、患侧上半胸部皮肤温度升高、无汗等。

(4)肩臂疼痛。肺尖癌压迫或侵犯臂丛神经时,出现该侧肩部及上肢放射状灼热疼痛。

(5)膈神经麻痹。膈神经受侵时出现气急胸闷。

(6)吞咽困难。纵隔淋巴结肿大压迫食管所致,压迫气管可致呼吸困难。

(7)心包受侵。心包受侵时出现心包积液、气急、心律失常、心功能不全等。

(8)胸膜转移。可见胸痛,癌性胸水等。

(9)肺癌转移。肺癌的血行转移常见部位依次是骨、肝、脑、肾、肾上腺、皮下组织等,另外,肺癌内转移也较常见。临床随转移部位不同而有相应的症状和体征。

(10)肺外体征。常见有四肢关节疼痛或肥大、杵状指,多发性神经炎,重症肌无力,库欣病,男性乳房增生肥大,高钙血症,精神异常等。

【中医认识】

祖国医学虽然没有肺癌这一病名,但文献中对其早有记载,当属于"肺积""咯血""咳嗽""癖结""胸痛"等范畴。如《素问·玉机真脏论》中说:"大骨枯槁,大肉陷下,胸中气满,喘息不便,内痛引肩项,身热……真脏见,十月之内死。"《素问·奇病论》中有云:"病胁下满气上逆,二三岁不已……病名曰息积,此不妨于食。"《难经·论五脏积病》中说:"肺之积曰息贲,在右胁下,覆大如杯。久不已,令人洒淅寒热,喘咳,发肺壅。"《诸病源候论校注·癖结候》中曰:"此由饮水聚停不散,复因饮食相搏……或胀痛,或喘息,短气,故云癖结。"《景岳全书·虚损》中说:"劳嗽,声哑,声不能出或喘息气促者,此肺脏败也,必死。"《济生方》中论述:"息贲之状,在右胁下,复大如杯……喘息奔溢,是为肺积。"《杂病源流犀烛·积聚癥瘕痃癖痞源流》中所提到的"邪积胸中,阻塞气道,气不宣通,为痰,为食,为血,皆得与正相搏,邪既胜,正不得而制之,遂结成形而有块"。以上这些描述与肺癌的主要临床表现有类似之处,说明了祖国医学对肺癌早有认识。

祖国医学认为,本病病变部位在肺,与脾、肾有关,病理因素主要为气滞、痰浊、瘀血、热毒，病理性质为本虚标实，虚实错杂。

年老体衰，慢性肺部疾患长期不愈，肺气耗损而成不足；或劳累过度，肺气肺阴亏损。正气不足，气血阴阳失衡，脏腑功能失调，使机体抗病能力下降，邪气乘虚而入。邪气入内，留滞不去，阻于胸中，肺气贲郁，宣降失常，气机不畅，气滞血瘀，阻塞脉络，终致肺部血行瘀滞，结而成块。脾为生痰之源，肺为贮痰之器。脾主运化，脾虚运化失调，水谷精微不能生化输布，致湿聚生痰，留于脏腑；或饮食不节，水湿痰浊内聚，痰贮肺络，肺气宣降失常，痰凝气滞；或肾阳不足，失于蒸化水饮，水饮上犯于肺，酿湿生痰，进而导致气血瘀阻，毒聚邪留，郁结胸中，肿块逐渐形成。“烟为辛热之魁”，长期吸烟，热灼津液，阴液内耗，致肺阴不足，久则气阴亏虚，加之烟毒之气内蕴，羁留肺窍，阻塞气道，而致痰湿瘀血凝结，形成肿块。肺为娇脏，易受邪毒侵袭，如工业废气、石棉、矿石粉尘、煤焦烟炱和放射性物质等，致使肺气肃降失司，肺气郁滞不宣，进而血瘀不行，毒瘀互结，久而形成肿块。

因此，肺癌是全身性疾病的一个局部表现，多因虚而致病，因虚而致实。早期的虚多见肺脾气虚，或气阴两虚；晚期多为阴虚内热和阴阳两虚，局部的实多为气滞、血瘀、痰凝、毒聚。

证治分型有以下几类：

1. 气血瘀滞型

咳嗽不畅，胸闷气憋，胸痛有定处，如锥如刺，或痰血暗红，口唇紫暗，舌质暗或有瘀斑，苔薄，脉细弦或细涩。

2. 痰湿蕴肺型

咳嗽，咯痰，气憋，痰质稠黏，痰白或黄白相兼，胸闷胸痛，纳呆便溏，神疲乏力，舌质淡，苔白腻，脉滑。

3. 阴虚毒热型

咳嗽无痰或少痰，或痰中带血，甚则咯血不止，胸痛，心烦寐差，低热盗汗，或热势壮盛，久稽不退，口渴，大便干结，舌质红，舌苔黄，脉细数或数大。

4. 气阴两虚型

咳嗽痰少，或痰稀，咳声低弱，气短喘促，神疲乏力，面白无华，形瘦恶风，自汗或盗汗，口干少饮，舌质红或淡，脉细弱。

5. 肺肾阴虚型

干咳无痰，或痰少不易咯出，或兼见咯血、心烦口渴、潮热盗汗、午后颧红，头晕目胀，耳鸣，腰腿酸软，声音嘶哑，舌红少津，苔薄或剥脱，脉细数。

6. 阴阳两虚型

咳嗽气急，动则气促，胸闷乏力，耳鸣，腰膝酸软，畏寒肢冷，夜间尿频，或见消瘦，面色潮红，口干不欲饮，舌质淡红或质淡而胖，苔薄或白腻，脉沉细。

【中医保健措施】

一、未病先防

（一）戒烟

吸烟已被公认是致肺癌的重要危险因素，烟中含有尼古丁、亚硝胺等有毒物质20多种，这些有毒物质均可以致癌。吸烟时烟雾中的有毒物质直接作用于肺部，因此吸烟者的肺癌发病率要大大高于不吸烟者。国内的调查证明，80%～90%的男性肺癌与吸烟有关，女性为19.3%～40%。被动吸烟也容易引起肺癌。因此，应加强宣传，进一步提高全民的自我保健意识和能力。制止青少年吸烟仍是今后控烟工作的重点，政府部门大量资助与积极开展对控烟与健康问题的研究，加强控烟立法，重点做好在公共场所禁止吸烟的监督工作。提倡戒烟，努力创造一个无烟环境，减少对被动吸烟者的损害。

（二）减少空气污染

空气污染包括室内小环境和室外大环境污染。注意室内通风，改善室内空气质量。如室内被动吸烟、燃料燃烧和烹调过程中可能产生的致癌物，特别是对女性来说是肺癌的高危因素。在工业化程度越来越高的今天，空气污染和工作环境中的致癌物与肺癌发生的关系越来越明确。城市中的汽车废气、工业废气、公路沥青都是致癌物，其中主要是苯并芘，因此城市肺癌发病率高于农村。为了减少肺癌的发病率，保护环境尤其重要。所以必须认真贯彻国家环境保护法，对人民群众进行环保教育。

（三）远离电离辐射

大剂量电离辐射可引起肺癌，不同射线产生的效应也不同。比如，在日本广岛的原子弹释放的是中子和 α 射线，长崎的原子弹则仅有 α 射线，前者引起肺癌的危险性明显高于后者，结果原子弹爆炸产生的射线导致众多肺癌患者的产生。另有研究表明，一般人群接受电离辐射的来源约 49.6%来自自然界，44.6%为医疗照射。因此我们在生活中接触的电离辐射可能是职业性的，也可能是非职业性的。钴 60、锶 90、硫 35、磷 32、金 198 等放射性元素吸入气管、支气管内，黏附于呼吸道黏膜，所引起的致肺癌作用要强于体外照射。因此，为了进一步减少肺癌发生的概率，我们应远离电离辐射。

（四）心情舒畅，注意饮食和营养

都说烦恼是自找的，其实快乐又何尝不是呢？积极的人像太阳，走到哪里哪里亮；消极的人像月亮，初一十五不一样。有两个人同时遥望夜空，一个看到的是沉沉的黑夜，而另一个看到的却是闪闪的星斗，这就是悲观与乐观的区别。乐观是地平线上那袅袅上升的热望与希冀，是普照生灵的不息的阳光，更是一份豁达与勇气。在乐观中撷取一份坦然，人生就会绚丽多姿；在悲观中摘下一片阴郁的叶子，就会瓦解人生存的勇气。当然，守住一份乐观着实不易，需要用心灵的伞盖撑起一片生命的绿荫。所以，要时刻保持乐观的心态，这样更有利于身体的康复。保持良好的心态，同时还要加强饮食调理，不要食用被污染了的食物，如被污染的水、农作物、家禽鱼蛋、发霉的食品等，要吃一些绿色有机食品，多食高蛋白质、高维生素、高纤维素、低脂肪的食物。一些富含维生素 A 及其衍生物 β 胡萝卜素的饮食，如香菇、薏苡仁、海带、橙黄色蔬菜（如胡萝卜、菜花、卷心菜、黄芽菜等）及水果，有促进机体免疫力的作用，可以使患肺癌的机会减少。

（五）高危人群，定期检查

肺癌高危人群：①重度吸烟者。也就是每天吸烟超过 20 支，或者是烟龄大于 20 年，每年吸烟大于 400 支的烟民，以及长期被动吸烟者。②长期咳嗽、咯痰的人。特别是痰中带血，哪怕只发生一次，也不要忽略这个重要的信号。如果是反复多次痰中带血就更要引起重视，应及时到医院做胸片检查。长期咳嗽的患者如果咳嗽性质发生了改变，如出现刺激性咳嗽，或者咳嗽声呈金属声响，也应当及时去检查。③莫名其妙身体上出现肿块的人。如淋巴结肿、皮肤结节、头皮肿块等，应检查胸片排除肺部肿瘤。④有特殊肺外表现的人。如男性有一侧的乳房肿块，出现杵状指、关节肿块等现象时，以及出现不明原因的声音嘶哑或吞咽困难时。⑤有陈旧性肺结核的人。在检查胸片时，要与以往的胸片进行比较，如果形状、性质有变化，应注意肺部瘢痕癌的可能。不要一味强调以往的结核，疏忽了其性质变化。对反复发作的肺炎同样应复查胸片，排除疾病变化的可能，必要时复查CT。所以对于上述的肺癌高危人群，最好半年检查一次胸片，发现问题及早处理。

二、既病防变

如不幸患了肺癌，中医又是怎样治疗的呢？多年的临床实践表明，中医药在调动机体的内在抗肿瘤的能力方面发挥了积极作用。在不同的治疗阶段，选择不同的中医治疗方案，其基本原则是：在手术、化疗、放疗期间，不宜运用攻伐太过的中药，应以扶正治疗为主；在手术、化疗、放疗后，根据患者情况，采取或攻、或补、或攻补兼施的治疗；对于缓解期的患者，要定期采用大剂量的散结抗癌之攻伐中药；对于不能手术及放、化疗的患者，如体质尚可，可以攻伐为主；如体质虚弱，则以扶正治疗为主。总的来说，扶正祛邪、标本兼治是治疗肺癌的基本原则。本病整体属虚，局部属实，正虚为本，邪实为标。肺癌早期，以邪实为主，治当行气活血，化瘀软坚和清热化痰，利湿解毒；肺癌晚期，以正虚为主，治宜扶正祛邪，分别采用养阴清热，解毒散结及益气养阴，清化痰热等法。临床还应根据虚实的不同，每个患者的具体情况，按标本缓急恰当处理。由于肺癌患者正气内虚，抗癌能力低下，虚损情况突出，因此，在治疗中要始终顾护正气，保护胃气，把扶正抗癌的原则贯穿肺癌治疗的全过程。应在辨证论治的基础上选加具有一定抗肺癌作用的中草药。一般证治分为以下类型。

（一）分型论治

1. 气血瘀滞

治法：活血散瘀，行气化滞。

方药：血府逐瘀汤。

组成：桃仁、红花、当归、生地、川芎、赤芍、柴胡、枳壳、甘草、牛膝、桔梗等。

2. 痰湿蕴肺

治法：行气祛痰，健脾燥湿。

方药：二陈汤合栝楼薤白半夏汤。

组成：陈皮、半夏、茯苓、栝楼、薤白、甘草等。

3. 阴虚毒热

治法：养阴清热，解毒散结。

方药：沙参麦冬汤合五味消毒饮。

组成：沙参、玉竹、麦冬、甘草、桑叶、天花粉、生扁豆、金银花、野菊花、蒲公英、紫花地丁、紫背天葵等。

4. 气阴两虚

治法：益气养阴。

方药：生脉饮合百合固金汤。

组成：生地、熟地、贝母、玄参、桔梗、当归、芍药、百合、麦冬、五味子、甘草等。

5. 肺肾阴虚

治法：滋阴养肺。

方药：滋水救肺汤。

组成：黄精、首乌、百合、沙参、麦冬、五味子、冬虫夏草、山萸肉、熟地、党参、鳖甲、枸杞子、白花蛇舌草等。

6. 阴阳两虚

治法：滋阴温肾，消肿散结。

方药：沙参麦冬汤合赞育丹。

组成：南沙参、北沙参、生地、玄参、麦冬、巴戟天、肉苁蓉、淫羊藿等。

肺癌的证型是相对的，有的患者可以表现为一个证型，而有的患者可兼夹有两个证型。而且患者的证型不是一成不变，而是有阶段性的。所以治疗时不可机械地只用一个治疗原则，更不可拘泥于一证一方。

（二）对症治疗

1. 疼痛

胸痛一症，早在《内经》中就有记载。《金匮要略》中有“心痛彻背者，栝楼薤白半夏汤主之”之训。肺癌患者轻者仅感胸闷如窒、呼吸欠畅，重者则有胸痛，严重者背痛彻心。根据疼痛的性质，一般可分为绞痛、切痛、掣痛、胀痛、隐痛等。疼痛的病位在心、肺、脾，与肝、肾相关，病因以气滞血瘀、寒凝痰热多见。据不通则痛之理，由各种原因所致气血的郁滞、冲逆、瘀结，脏腑经脉的失养等均可产生疼痛。基本病机是以五脏和阴阳气血亏虚为本、痰瘀互结为标。治疗上不可单纯宣痹通阳、活血化瘀，应以治心肺、调宗气、和脾胃为大法。用药应侧重于滋阴、调气、祛痰、化瘀。临床上要注意疼痛的部位、性质、程度，要辨别疼痛的表里、寒热、虚实、阴阳，在气分还是在血分等。一般来说，初病者多见于气分属实证，久病者多见于血分属虚证，暴痛属实证。

2. 胸腔积液

胸腔积液是肺癌常见的并发症之一。大量胸水可影响心肺功能，使病情迅速恶化，且严重影响患者的生存质量，甚至危及生命。因此，有效地控制胸腔积液，在肺癌的治疗中占有重要地位。胸腔积液产生多属本虚标实，治疗当扶正祛邪兼顾，使扶正而不留邪，祛邪而不伤正。若邪毒日久化热伤阴，治疗需注意应用逐水而不伤阴，滋阴而不助湿之药，如猪苓、白茅根、女贞子、旱莲草、生地等。胸腔积液可导致气机运行不利，而气机不利又可进一步加重上述病理产物。故临证时应在辨证用药的基础上适当配伍一些理气之品，但不宜温燥，以免耗损阴液，可选用佛手、香橼、玫瑰花、绿萼梅等药。临床治疗时尚可配伍水蛭、地鳖虫、僵蚕、地龙、蟋蟀等活血利水，化痰散结之品，使瘀散、痰化、饮消而缓解症状，提高治疗效果。倘若病久邪已入络，则需加用搜逐通络之品，如全蝎、蜈蚣、穿山甲、地龙等。正如叶天士所云："初为气结在经，久则血伤入络，辄仗蠕动之物松透病根。"

（1）正虚饮停。肺气亏虚，不能推动水液正常运行，水湿势必停聚胸间；脾气不足，则运化无权，酿生痰湿，而"痰与饮异名同源耳"；肾阳不足，气化失司，则使水液代谢紊乱，水停为饮，聚于胸间。治而用黄芪、党参、山药、生白术、茯苓、薏苡仁、天冬、麦冬、沙参、山茱萸、淫羊藿、补骨脂、熟地等补虚培元，调整脏腑，使水液代谢功能恢复正常，从而达到扶正消饮的目的。

（2）邪毒生饮。痰浊瘀毒结于胸胁，阻塞经隧，水液外渗胸中腔隙为积液主要成因。而邪毒不除，又伤正气，则加重病情。故治疗中强调祛除邪毒的重要性。常用石见穿、七叶一枝花、半边莲、鱼腥草、莪术、山慈姑、栝楼、天南星、半夏、葶苈子、龙葵等清热解毒、化痰祛瘀、利尿消水，使邪毒去、癌毒清、病因除、水道通、水液输布恢复常态，有邪去正安之妙。

3. 咳血

肺癌是由支气管黏膜上皮、支气管腺上皮和肺泡上皮发生的恶性肿瘤。由于癌组织有比较丰富的血管，当癌组织破溃时，一般咳痰常带有血丝或咳出血样的痰，咳血量一般不大，但不易控制，常反复出现；当癌组织浸润到周围血管时，可引起血管破裂，发生较大量的咳血。肺癌咳血多以外邪侵袭为诱因，以内虚为基础。外邪袭肺，兼内有瘕癖，壅遏肺气，上逆为咳。邪伤肺络，血溢气道，引起咳血。

（1）阴虚火旺。《景岳全书·血证》中说："血本阴精，不宜动也，而动则为病；血主营气，不宜损也，而损则为病。盖动者多由于火，火盛则迫血妄行；损者多由于气，气伤则血无以存。"肺肾阴虚者，治用黄柏、知母、麦冬、百合、墨旱莲、仙鹤草、侧柏叶、茜草等。

（2）邪伤肺络。风寒犯肺咳血者，痰稀薄，痰中夹血，血量不多，伴见恶寒，发热，头痛，鼻塞，苔白，脉浮。治宜疏风散寒，肃肺止血。治用麻黄、人参、芍药、仙鹤草、白茅根、浮海石、海蛤壳等。

（3）气郁血瘀。气为血帅，气行则血行，气滞则血滞，气郁日久，影响及血，使血行不畅，发生瘀血阻滞，则成血瘀。气郁化火，火为阳邪，其性升腾炎上，迫血妄行，引起咳血，治宜清热平肝，凉血止血。故以羚羊角、龙胆草、栀子清肝；羌活、防风、荆芥炭等味辛能散，取“火郁发之”之义；沙参、麦冬、生地养阴生津；丹皮、茜根、茅根、侧柏叶凉血止血，且能防瘀。

4. 发热

发热是原发性支气管肺癌常见的症状之一，30%～50%的患者以发热为主要症状。其发热原因有肿瘤压迫或阻塞支气管后引起肺部感染，还由于癌肿坏死、毒素吸收而引起发热。癌性发热使用抗生素治疗往往无效，中医药治疗有时可取得较好疗效。

(1)正虚发热。李东垣指出“脾胃虚衰，元气不生”，可致“阴火上冲则气高而喘，身彻热，为头痛，为渴，而脉大”。此与肺癌早期发热的临床表现极为相似。肺癌患者多脾胃受损，乃肺癌发热之关键；阴火之生，根源在元气之不足。肺癌发热是因内伤而致脏腑功能失调，气血阴阳亏虚为其基本病机。甘温除热法不仅指甘草与参、芪等组成的补中益气汤等方，也指炙甘草与姜、附等组成的通脉四逆汤等。甘温除热不是直接除热，而是通过纠正引起气虚发热的一系列病理变化而达退热目的，方符合治病求本的原则。临床运用得当，不仅能补脾气、退虚热，还有益气养血，扶正祛邪的作用。

(2)邪实发热。对机体有不利影响的毒邪，大致可分为外来之邪与内生之邪两个方面。以人体自身为界，外来之邪指来源于身体之外的有害于人体的物质，如大气污染、六淫之气、疫气、电磁辐射、化肥农药污染等环境之毒及病原微生物等生物之毒；内生之邪是指人体新陈代谢产生的不需要的乃至有害于健康的各种废物与毒素，或一些正常的生理物质超出生理水平或改变其所应在的部位。致病特点是感之则损正，进入体内后，直接消耗正气，降低正气抗邪能力，影响人体的健康状态，进而引起人体阴阳失调。就肺癌发热来说，饮食劳倦、七情、毒邪、痰瘀、食积等多种因素作用于人体，导致气血运行不畅，经脉痹阻，脏腑功能失常，继而气血阴阳失调，排毒功能受损，管道欠通畅或不通畅，使毒邪内存，机体要恢复阴阳平衡的关系，必然要发挥其内在的抗病能力，这样邪正交争则发热。本着邪实致病的认识，针对本病发病的病因病机，认为在具体的治疗中，如有气郁、瘀血、湿阻、食积则相应参以理气、活血、化湿、消食之品，使人体气血正常流通，使脏腑的功能恢复正常。

（五）久咳

肺癌常见久咳缠绵难愈，严重影响患者的生活质量。目前对久咳的疗效仍不满意。中医药治疗有一定优势，探讨其治疗具有十分重要的现实意义。治疗肺癌久咳，既要重视肺与疾病的联系，又要重视肺与肝、脾、肾的密切生理关系及病理上的相互影响。在治则上以补养脾肾为主，同时不忽视驱散外邪与疏泄肝火。处方用药则察病机所在而灵活运用。

宣肺止咳。外邪伏郁于肺未解、肺失宣肃，咳嗽终不能除。此类久嗽可伴见鼻塞、恶寒发热、右脉数大等症，治疗应疏肺清散，治在气分。治当清泻肺中郁火，用泻白散。药用杏仁、苏梗、桑叶、石膏、薏苡仁、甘草等以宣肺化湿，使其内郁伏邪外达，则久嗽可愈。

健脾养胃。若脾胃虚弱、土不生金，可致咳嗽迁延难愈。此类咳嗽常兼有气弱、神倦、汗出等，叶天士指出："法当建立中宫，大忌清寒理肺。希冀止嗽，嗽不能止，必致胃败减食致剧。""从来久病，后天脾胃为要。咳嗽久非客症，治脾胃者，土旺以生金，不必穷究其嗽。"方多选用小建中汤、黄芪建中汤、异功散、麦门冬汤加减。药用北沙参、麦冬、白芍、山药、石斛、黄芪、茯苓、陈皮、扁豆等。

补益肺肾。肺司呼吸，为人体气机升降出入之枢纽。肾主纳气，为气之根蒂。二者同气之出纳，均有直接关系。肺癌患者常肾虚下元不固、肾失摄纳、气不归根，则可上逆而咳。肾虚不能制水，水饮上逆，亦可导致咳嗽。由于肾虚恢复较慢，此类咳嗽常日久不愈。又若咳久伤肺，肺虚则金不生水，进而肺肾俱虚，复加重咳嗽，咳与肺肾俱虚互为因果，以致迁延难愈。此类久咳，多见夜卧气冲咳甚、行走亦气短喘促、行动头胀、下体自汗、气急、失音、咽干、遗泄、形寒怯冷、足冷等症，其治疗应以补肾摄纳为主，兼以治肺。方多选用六味地黄丸、肾气丸等以平和温补，固肾纳气。药常选用熟地、山萸肉、五味子、山药、巴戟肉、胡桃肉、肉桂、沉香等。

疏肝止咳。《内经》中曰:“肝咳之状,咳则两胁下痛,甚则不可以转,转则两下满。”肺癌患者因肝引起久咳不愈者,临床常表现为肺病及肝、肝病及肺两种情况。一方面咳嗽日久,常出现胁痛不适,或口苦,或咳时发热,脉弦等症状。提示肺脏病变已克肝木,导致肝气郁而生热。如仍守宣肺止咳或降气除痰之法,难获良效。药用木郁达之之治则,以泻白散合小柴胡汤加减治疗常获良效。用桑皮、地骨皮、枳壳、柴胡、黄芩、法半夏、甘草、白芥子等。如咳声急,胸胁痛甚,可酌加川楝子、郁金。另一方面因郁怒伤肝,肝郁化火上炎,肺不能制肝,肝火灼肺,肺气上逆而现咳嗽气逆、咳痰不爽者,此即因肝及肺之久咳。常伴咳则胁痛,心烦易怒,甚或咳血、口苦,脉弦,苔黄质红。若单从清肺治疗,收效必定不佳。因病机属肝火灼肺,故宜清肝泻火,佐以清润肺金。可用青黛、蛤壳、桑白皮、地骨皮、天花粉、川贝、川连、杏仁、甘草、枳壳、丹皮、刺蒺藜等。如日久耗损肝阴或久有肝阴不足者,每致阴不足则肝热冲肺,肺失清肃而引起久咳。症见咳嗽、吐痰不爽,或痰中带血,或头晕目眩,心悸,或食欲不振,或睡眠差,或性急易怒,脉弦细,舌质红、苔薄少津。治宜滋阴涵木,兼肃肺气。药用玉竹、天花粉、栝楼、天冬、丹皮、当归、枳壳、石决明、女贞子、菊花、夜交藤、甘草、黄芩、白芍等。其中玉竹、女贞子、当归、白芍等滋养肝阴,石决明、菊花、夜交藤等平肝敛阳,刺蒺藜、丹皮等疏肝解郁火,天花粉、天冬、栝楼、枳壳、黄芩等清肃肺气。全方使肝阴得滋,肺得清肃,阴平阳秘,诸症自愈。

泻下止咳。“五脏六腑皆令人咳,非独肺也。”肺与大肠相表里,肺气之肃降有助于大肠的传导功能。久咳邪由表入里,腑气不畅,浊气上干,反碍肺气之肃降,形成恶性循环。此时独治肺则难断其源,而用通腑泻下或润下之法,则腑通邪去恙可愈也。在辨证处方基础上加用大黄、桃仁等下利药物,效果较为满意。

中医药治疗肺癌时须注意辨证与辨病的结合问题。首先要辨证正确,这是一个前提。再次,在肺癌长期的临床研究过程中,已筛选出一些较常用的抗肺癌的中草药,如清热解毒类的白花蛇舌草、蒲公英、半边莲、凤尾草、黄芩、半枝莲、拳参、金荞麦、龙葵、马鞭草、蚤休、射干、山豆根、野菊花等;活血化瘀类的鬼箭羽、大黄、穿山甲、虎杖、丹参、延胡索、三棱、莪术、威灵仙、紫草、郁金、三七等;化痰散结类的栝楼、贝母、南星、半夏、牡蛎、海藻、百部、海蛤壳等;攻逐水饮类的猪苓、泽泻、防己、芫花、大戟等。上述这些具有一定抗肺癌作用的中药,可在辨证论治的基础上,结合患者的具体情况,酌情选用。

【病后保健】

一、生活调理

(一)心理调护

老年患者由于年龄大、病情重,精神负担之重可想而知。对治疗极易产生抵触情绪,或产生烦躁、紧张、孤独感。因而需给患者以正确的引导,注意与患者之间的语言交流;患者的好友、亲属应多给予其鼓励,耐心倾听患者的诉说,使患者感到亲人的温暖,并从生活上给予患者充分照顾,使他们对疾病有正确的认识,增强战胜疾病的信心。

(二)注意居室环境

患者住的房间要清洁优雅,周围安静,避免吵闹。保持房间空气新鲜,阳光充足,定时开窗换气,避免直接吹风,防止受凉。根据温度的变化情况,随时增减衣被,室内温度和湿度要适宜。

二、饮食调理

(一)饮食调护

肺癌患者的体质不同于常人,所以在饮食上一定要注意,营养跟得上,才会使肺癌患者身体抵抗力增强。

(1)不宜多吃酸菜、腌菜、腌肉。因为它们在制作过程中容易发霉,其中常含有致癌性真菌及致癌物质亚硝胺。忌烟熏烧烤类食物,烟熏烧烤之品如烟熏香肠、熏肉、烤羊肉等含有3,4-苯并芘,为致癌物质。食用该类食物过多,癌症发病率较高。

（2）忌过多的食盐。食盐摄入的多少与癌症的发生率存在着一定关系，过多的钠盐致癌可能与钠会抑制免疫系统有关，如白细胞减少等，故现在有专家提出抗癌要严格控制食盐摄入量。忌高脂肪食物，因肥胖者中有半数以上易患癌症，食入过多脂肪会可导致体重增加，过多脂肪会导致机体激素发生变化，限制机体免疫监视的效能，影响细胞的代谢方式，增加体内镁的排出，从而促使肿瘤发生。猪肉、黄油等均属这类食物。

（3）忌食辛辣食物：肺癌主要症状多表现为热毒、阴虚，辛辣食物（如辣椒、胡椒）性温热，有耗伤阴津、助热生痰的作用，食之会加重阴虚，使病情恶化。

（4）忌多吃糖：糖具有致癌的催化作用。

（5）忌饮酒与咖啡。酒中所含的酒精可以刺激垂体激素的分泌，从而影响恶性肿瘤的易感性。而咖啡中的咖啡因是对人体具有毒性的物质，它可使体内B族维生素被破坏，而缺乏B族维生素与癌的发生有密切的关系。

若肺癌患者出现发热，治疗的同时可适当食用黄瓜、冬瓜、苦瓜、莴苣、百合、苋菜、荠菜、石花菜、马齿苋、西瓜、菠萝、梨、柿、柠檬、荸荠、鸭、青鱼。若肺癌患者出现咯血，治疗的同时可适当食用青梅、藕、甘蔗、梨、海蜇、海参、莲子、菱、海带、荞麦、黑豆、豆腐、牛奶、鲫鱼、甲鱼。若肺癌患者出现咳嗽多痰，治疗的同时可适当食用白果、萝卜、杏仁、枇杷、橄榄、海带、紫菜、冬瓜、丝瓜、核桃、罗汉果、橙、柚等。而蘑菇、黄鳝、核桃、甲鱼、猕猴桃、大枣、苹果、鲤鱼、绿豆、黄豆、赤豆、虾、蟹、泥鳅、绿茶、田螺等食物可减轻放、化疗的副作用。

（二）中医食疗

常用单方、验方、中成药列举：

（1）党参、露蜂房、黄芪各12克，茯苓、猪苓、生薏苡仁各15克，山海螺、白花蛇舌草、鱼腥草各30克，半夏、白术各9克，每日1剂，水煎服，并随证加减。

（2）斑蝥1～2只去头、足、翅，生鸡蛋1只打1小孔，放入斑蝥，外用泥包后放炭火中烧至泥干，去斑蝥吃鸡蛋，1个月为1个疗程，休10天再用。

（3）夏枯草、猫爪草各50克。每日1剂，水煎服，配服小金丹60粒，每日2次。

常用的食疗食谱列举：

1. 燕窝银耳瘦肉粥

【原料】燕窝 5 克，银耳 15 克，猪瘦肉 60 克，大米 60 克。

【制法】将燕窝、银耳先浸泡洗净，猪瘦肉切碎，加适量清水，与米共煮成粥，调味服用。

【用法】早晚各 1 次，连服 2～3 个月可见疗效。

【功效】益气滋阴，补肺益肾。适用于肺癌气阴亏虚者。

2. 云苓糕

【原料】云苓 20 克，米粉 500 克，白糖 100 克。

【制法】将云苓研细末，与白糖和匀为馅，米粉以水少许润湿。先用一半米粉均匀地摊放在蒸锅屉布上，再将云苓馅均匀摊放在中间，最后将另一半米粉均匀地摊放在馅上面，用旺火蒸熟，冷后压实，切成夹心方块米糕。

【用法】当点心，不拘时酌量食用。

【功效】健脾化痰祛湿。适用于肺癌咳嗽痰多者。

3. 沙参天冬炖鸭汤

【原料】南沙参 5 克，天冬 3 克，鸭肉 100 克。

【制法】沙参及天冬用纱布包好与鸭肉同炖至熟烂，去渣，吃鸭肉喝汤。

【用法】每周 1～2 剂，连服 2～3 个月有效。

【功效】养阴润肺，化痰止咳。适用于肺癌阴虚咳嗽者。

4. 杏仁猪肺汤

【原料】甜杏仁 30 克，猪肺半具。

【制法】将甜杏仁、猪肺加适量清水共煮汤，加食盐调味。

【用法】吃猪肺喝汤，可常食。

【功效】补肺益气，止咳平喘。适用于肺癌症见胸闷气促者。

5. 杏仁雪梨山药糊

【原料】杏仁 10 克，雪梨 1 只，怀山药粉、白糖适量。

【制法】将杏仁用开水浸，去衣，洗净；雪梨去皮，洗净；取肉切粒，把杏仁、雪梨粒放搅拌机内，搅拌成泥状。用清水适量，把杏仁、雪梨泥，怀山药粉，白糖调成糊状，倒入约100毫升沸水锅内，不断搅拌，煮熟即可。

【用法】不拘时随量食用。

【功效】健脾益气，止咳平喘。适用于肺癌肺脾气虚者。

6. 银耳百合莲子汤

【原料】银耳15克，百合30克，莲子30克，桂圆肉15克，猪排骨300克。

【制法】清水适量煲汤，饮汤吃渣。

【用法】早晚各1剂温服，3～5天为1个疗程。

【功效】润肺止咳，开胃消滞。适用于肺癌脾胃不调者。

7. 白果蒸鸭

【原料】白果200克，白鸭1只。

【制法】白果去壳，开水煮熟后去皮、蕊，再用开水焯后混入杀好去骨的鸭肉中。加清汤，笼蒸2小时至鸭肉熟烂后食用。

【用法】可经常食用。

【功效】补虚平喘，利水退肿。适用于晚期肺癌喘息无力、全身虚弱、痰多者。

8. 参芪冬瓜鸡丝汤

【原料】党参10克，黄芪10克，黄精10克，冬瓜300克，鸡脯肉150克。

【制法】先将党参、黄芪、黄精分别拣杂，洗净，晾干或晒干，切成饮片，待用。将冬瓜去皮，洗净，切成0.5厘米厚的小块，备用。将鸡脯肉洗净，用快刀斜剖成鸡脯片，再细切成鸡丝，放入碗中，加湿淀粉、料酒以及少许精盐，抓揉均匀上浆，待用。烧锅置火上，加植物油烧至六成热，加葱花、姜末炝锅，煸炒出香后，即入鸡丝，急火熘炒，烹入料酒，放入冬瓜块，不断翻炒，加清水适量，拌和均匀，转入砂锅，加入党参、黄芪、黄精饮片，视需要可酌加清水，大火煮沸后，改用小火煨炖至冬瓜块、鸡肉丝熟烂，加精盐、味精拌匀，再煮数沸，以湿淀粉勾薄芡，淋入麻油即成。

【用法】佐餐当菜，随意服食，吃冬瓜、鸡肉，嚼食党参、黄芪、黄精片，饮汤汁，当日吃完。可经常食用。

【功效】扶正补虚，益气养血。适用于肺癌气血两虚者。

9. 荸荠银耳百合粥

【原料】荸荠 30 克，银耳 10 克，百合 30 克，粳米 60 克，冰糖 15 克。

【制法】先将银耳用冷水泡发，待其涨发后，拣去杂质，撕成朵瓣状，洗净，盛入碗中，备用。将荸荠、百合、粳米洗净。荸荠、百合先放入砂锅，加水足量，大火煮沸后，改用小火煨煮 20 分钟，再加入粳米，煨煮至粳米熟烂，再加入银耳和冰糖，继续煨煮至熟烂如酥，粥成黏稠状即成。

【用法】早晚两次分服，可长期服用。

【功效】滋阴润肺。适用于肺癌阴虚者。

10. 三仙莲子羹

【原料】炒麦芽 10 克，炒谷芽 10 克，焦山楂 10 克，莲子肉 15 克，山药 20 克，红糖 10 克。

【制法】将炒麦芽、炒谷芽、焦山楂分别去杂，洗净，晒干或烘干，共研成细末。将莲子肉、山药分别洗净，山药晾干后切成片，与莲子肉同放入砂锅，加水浸泡片刻，大火煮沸，改用小火煨煮 40 分钟，调入炒麦芽、炒谷芽、焦山楂细末，并加入红糖，继续用小火煨煮 10 分钟待羹成稠糊状即可。

【用法】早晚分食。可长期食用。

【功效】健脾养胃，养阴润肺。适用于肺癌肺脾两虚者。

11. 虫草五味子煨猪肺

【原料】冬虫夏草 10 克，五味子 5 克，猪肺 250 克，葱、姜各 15 克，盐、糖、料酒、味精、胡椒粉、上汤、香油各适量。

【制法】将猪肺洗净，切成小块，挤出泡沫。将猪肺、冬虫夏草、五味子、葱、姜、盐、料酒、上汤入砂锅扣盖，上武火烧开 15 分钟后，改文火煨至熟烂，去葱、姜，加味精，出锅装盘，淋香油即成。

【用法】每日分两次服食，连续服用 7～10 天。

【功效】补益肺肾。适用于肺癌肺肾俱虚者。

12. 银耳白肺汤

【原料】银耳 30 克，猪肺 1 副，清汤 1500 毫升，葱段、生姜、精盐、黄酒、味精、胡椒粉各适量。

【制法】将银耳水发，洗净，用开水泡片刻。猪肺以清水冲净肺叶中的血液，放入沸水中稍焯捞出，入砂锅内倒入清水，放入葱、生姜、黄酒，用旺火烧开后改用小火煮烂。将猪肺捞入凉水内，剔下气管筋络，撕去老皮，切成蚕豆瓣大小的块，放入碗中用凉水泡好。把肺块和银耳捞入大汤碗内，加入清汤，上屉蒸透取出。烧开余下的汤，加黄酒、精盐、胡椒粉，汤沸后盛入碗内即成。

【用法】每周食用1～2次，佐餐食用。

【功效】益气滋阴。适用于肺癌阴虚干咳者。

三、精神调理

精神因素对肺癌患者影响甚大，除了患者应控制自己的意志，进行自我调摄外，家属和医护人员尚可通过语言、情感、举止影响和改变患者的不良情绪和行为，"善医者，必先医其心，而后医其身"。通过开导鼓励，精神转移，发展其兴趣爱好等来唤起信心，鼓舞志气，常可达到意想不到的效果。肺癌患者面对疾病时如果能采取积极主动的态度，配合医务人员共同与疾病作斗争，求生意志也会随之增强。而一旦取得一些治疗效果之后，这种求生意志和战胜疾病的信心就会加倍增强，产生一种良性循环，最终战胜肺癌。

四、保健疗法

肺癌患者不适宜做剧烈运动，一般采用太极拳、步行、医疗体操等活动。具体方法有：

（一）太极拳

太极拳源于古代导引术，在我国流传了几百年而经久不衰。太极拳的特点是，动作圆柔，动中有静，静中有动，刚柔相济，内外结合，阴阳相贯，如环无端。太极拳可以提高肿瘤患者的抗病能力，帮助康复。练习太极拳对于肿瘤患者是十分有利的，它通过调心、调身、调息的活动，达到循经顺气，舒筋活血，强身壮体，调整阴阳之目的。

（二）散步

散步能使身体气机畅达，血液流动，筋骨舒展，关节活动；还可助脾运化，宁心安神。散步可以使肺活量增加，肺泡毛细血管对氧的吸收率增高。以每分钟 50 米的速度缓慢行走，身体的新陈代谢将增加 75%～85%。所以散步是增强肿瘤患者体质的良方之一。

（三）医疗体操

练习太极拳有困难者可教以舒展放松，配合呼吸的体操。可采用太极拳的模拟动作，分节进行。对于施行过肺癌切除术的患者应尽早进行呼吸功能锻炼，做扩胸运动，同时深呼吸，通过扩胸动作增加通气功能；做腹式呼吸，挺胸时深吸气，收腹时深呼气，改善胸腔的有效容量和呼吸功能。

五、家庭治疗原则及自我管理

（1）肺癌患者一般精神负担重，易失去生存的信心。这时患者亲属要随时观察并与患者沟通，重视其心理活动，时时关心、体贴、安慰患者，要耐心倾听患者的诉说，使患者感到亲人的温暖，消除顾虑，保持心情舒畅，合理安排生活起居，保持患者生存的希望。

（2）由于患者久病，体质虚弱，热量和蛋白质消耗较多，故可适当补充营养和水分，每餐配备富含高热量、高蛋白质、高维生素的半流质饮食，如蛋类、牛奶、瘦肉、鸡肉、鱼类、蔬菜、水果等。绝对戒烟和禁止酗酒，避免食用刺激之物。

（3）尽可能保持日常生活的规律性，定时起床、进食及活动，避免消极悲观、终日卧床不起。适当活动，如散步、养花、钓鱼、打拳、做操等，以增强机体抗病能力，但不能疲劳，并防止伤风感冒。

（4）外出要戴口罩，勿去公共场所。一旦患者咳痰增多，痰变脓性，伴发热，说明患者已继发感染，病情在加重，此时要及时给予抗感染、止咳化痰等治疗，并立即送医院。

（张念志　王传博）

第九章　慢性肺源性心脏病

慢性肺源性心脏病简称肺心病，是由肺部、胸廓或肺动脉血管等慢性疾病引起的肺循环阻力增加，导致肺动脉高压和右心室肥大，伴或不伴右心衰竭的一类心脏病。原发性疾病以慢性支气管炎和阻塞性肺气肿最为多见。临床上除原有肺、胸疾病的各种症状和体征外，主要是逐步出现肺、心功能衰竭以及其他器官损害的征象。本病是呼吸系统的一种常见病，北方农村尤为多见，长期大量吸烟者易发病。我国肺心病的发病率约为49‰，约占15岁以上人群的7‰。且发病率随年龄增高而增加。吸烟者比不吸烟者发病率明显增多，男女无明显差异。冬春季节、气候骤然变化是肺心病急性发作的重要因素。本病占住院心脏病的38.5%～46%。

【病因】

一般认为慢性支气管炎、阻塞性肺气肿、支气管哮喘、支气管扩张、重症肺结核是肺心病的常见发病原因。上述疾病可导致肺动脉高压，加重右心室负担，从而造成右心室肥厚或扩大，最后发生右心心力衰竭。肺心病从基础病到肺心病形成，乃至出现右心衰一般需十几年，甚至更长。由于病程漫长，基础病变不同，病情轻重不一，又往往伴有多种疾病，使其症状不典型，常被掩盖或与其他疾病混淆，易造成误诊或漏诊。

【诊断依据】

患者有慢性支气管炎、肺气肿、其他肺胸疾病或肺血管病变，因而引起肺动脉高压、右心室肥大或右心功能不全表现，并有心电图、X线表现，再参考心电向量图、超声心动图、肺阻抗血流图、肺功能或其他检查，可以作出诊断，诊断标准如下：

1. 肺、心功能代偿期(包括缓解期)

除原有肺、胸廓疾病的症状和体征外，早期可无症状。主要表现为慢性咳嗽，咳痰，气急，活动后可感心悸，呼吸困难，乏力和劳动耐力下降。体检有明显肺气肿体征，肺动脉压增高(肺动脉瓣第二心音亢进 P2＞A2)。右心室肥大、扩大(剑突下收缩期搏动，三尖瓣区心音较心尖部明显增强或出现收缩期杂音)。部分病例因肺气肿明显而表现为心音遥远。

2. 肺、心功能失代偿期(包括急性加重期)

主要表现为呼吸衰竭，有或无心力衰竭。

(1)原有呼吸道症状如咳、痰、喘加重，老年患者因机体反应性低，出现恶寒发热者少，痰液呈黄色或黄脓样；有的患者由于衰竭，或脱水，咳痰无力，致痰液浓缩不易咳出。

(2)呼吸衰竭：有低氧血症、发绀、呼吸困难、心率快和脑功能紊乱引起的反应迟钝、谵妄、抽搐、昏迷等。

(3)心力衰竭：主要为右心衰竭，体征为发绀，颈静脉怒张，肝肿大压痛，肝颈静脉反流征阳性，下肢水肿及静脉压增高；临床表现有食欲不振、腹胀、恶心、呕吐、上腹胀痛等。由于缺氧、酸中毒、感染和电解质紊乱，心律失常较常见。

3. X线征象和诊断标准

(1)原有肺、胸基础疾病及急性肺部感染的特征。

(2)肺动脉高压征：①右下肺动脉干扩张；横径≥15毫米；或右下肺动脉横径与气管横径之比值≥1.07；或经动态观察较原右下肺动脉干增宽2毫米以上；②肺动脉中段凸出或其高度≥3毫米；③中心肺动脉扩张和外围分支纤细，两者形成鲜明对比。

(3)右心室增大征：右心房段向上、向右膨凸，左前斜位心前缘上段向上膨隆伸长，心尖上翘或圆凸，右前斜位及斜位显示，心前缘向前隆凸。

4. 心电图诊断标准

主要条件：①额面平均电轴≥+90；② V_1 导联 R/S≥1；③重度顺时针转位（V_5R/S≤1）；④aVR 导联 R/S 或 R/Q≥1；⑤ V_1～V_3 呈 QS、qr 形（需排除心肌梗死）；⑥RV1＋SV5＞1.05 毫伏；⑦肺型 P 波；P 电压≥0.22 毫伏，或 P 电压≥0.2 毫伏，呈尖峰型。次要条件：①肢导联低电压；②右束支不完全性或完全性传导阻滞。具有一条主要条件即可诊断，有两项次要条件为可疑肺心病的心电图表现。心电图的阳性率依次为明显顺时针转位，肺型 P 波，电轴右偏，右心室肥厚，低电压等，aVR 导联 R/S 或 R/Q≥1 仅见于晚期病例。

5. 超声心动图诊断标准

1980 年全国第三次肺心病专业会议中修订的肺心病超声心动图诊断标准为：

主要条件：①右室流出道内径≥30 毫米；②右心室内径≥20 毫米；③右心室前壁厚度≥5 毫米，或有前壁搏动幅度增强；④左/右心室内径比值＜2；⑤右肺动脉内径≥18 毫米，或肺动脉干≥20 毫米；⑥右心室流出道/左房内径比值≥1.4 毫米；⑦肺动脉瓣曲线出现肺动脉高压征象者（α 波低平或＜2 毫米，有收缩中期关闭征等）。

参考条件：①室间隔厚度≥12 毫米，振幅＜5 毫米，或呈矛盾运动者；②右心房增大≥25 毫米（剑突下区）；③三尖瓣前叶曲线 DE、EF 速度增快，E 峰呈尖高型，或 AC 间期延长者；④二尖瓣前叶曲线低，CE＜18 毫米，CD 段上升缓慢延长，呈水平位或有 EF 下降速度减慢＜90 毫米/秒。

凡肺胸疾病患者具有上述两项条件（其中一项必须是主要条件），即可诊断肺心病。

【临床表现】

本病病程进展缓慢，可分为代偿与失代偿两个阶段，但其界限有时并不清楚。

（一）功能代偿期表现

患者都有慢性咳嗽、咳痰或哮喘史，逐步出现乏力、呼吸困难。体检示明显肺气肿表现，包括桶状胸，肺部叩诊呈过度清音、肝浊音上界下降、心浊音界缩小，甚至消失。听诊呼吸音低，可有干湿啰音，心音轻，有时只能在剑突下处听到。肺动脉区第二心音亢进，上腹部剑突下有明显心脏搏动，是病变累及心脏的主要表现。颈静脉可有轻度怒张，但静脉压并不明显增高。慢性肺心病的早期表现是长期咳嗽、咳痰及不同程度的呼吸困难，特别是活动后或在寒冷季节里症状更为明显。肺心病的早期，心肺功能处于代偿期，患者没有特异性症状，安静时甚至没有症状，所以该病不易引起人们的注意。但是只要出现以下情况，往往提示已患有肺心病：①长期反复咳嗽、咳痰；②每到寒冷季节病情加重，咳嗽加剧，痰量增多、变浓或呈黄色；③稍微活动如上楼梯或快步走路时，感觉气短、呼吸急促、心悸、心前区疼痛、乏力、胸闷等，休息后可以好转；④指端、口唇及口唇四周呈青紫色；⑤心率加快，心律不齐。

（二）功能失代偿期表现

肺组织损害严重引起缺氧、二氧化碳潴留，可导致呼吸和/或心力衰竭。

1. 呼吸衰竭

缺氧早期主要表现为发绀、心悸和胸闷等，病变进一步发展时发生低氧血症和高碳酸血症，可出现各种精神神经障碍症状，称为肺性脑病，主要表现为头痛、头胀、烦躁不安、语言障碍，并有幻觉、精神错乱、抽搐或震颤等。动脉血氧分压低于3.3千帕（25毫米汞柱），动脉血二氧化碳分压超过9.3千帕（70毫米汞柱）时，中枢神经系统症状更明显，出现神志淡漠、嗜睡，进而昏迷甚至死亡。

2. 心力衰竭

多发生在急性呼吸道感染后，因此常合并呼吸衰竭，患者出现气喘、心悸、少尿、发绀加重、上腹胀痛、食欲不振、恶心甚至呕吐等症状。体检示颈静脉怒张、心率增快、心前区可闻及奔马律或有相对性三尖瓣关闭不全引起的收缩期杂音，且杂音可随病情好转而消失。可出现各种心律失常，特别是房性心律失常，肝肿大伴压痛，肝颈静脉反流征阳性，水肿和腹水，病情严重者可发生休克。此外，由于肺心病是以心、肺病变为基础的多脏器受损害的疾病，因此在重症患者中，可有肾功能不全、弥散性血管内凝血、肾上腺皮质功能减退所致面颊色素沉着等表现。

【中医认识】

肺心病属中医学肺胀、心悸、喘证、咳嗽、痰证、饮证、水肿等范畴。《灵枢·胀论》中曰："肺胀者，虚满而咳喘。"《金匮要略·肺痿肺痈咳嗽上气病》中曰："上气，喘而燥者，属肺胀。"《金匮要略·痰饮咳嗽病》中曰："咳逆倚息，短气不得卧，其形如肿。"许多中医典籍中的记载与肺心病症状相似。

肺心病的发生，多因久病肺虚，痰浊潴留，而致肺不敛降，气还肺间，肺气胀满，每因复感外邪诱使病情发作或加剧，故常见病因为久病肺虚和感受外邪。

1. 肺病迁延

肺胀多见于内伤久咳、久喘、久哮、肺痨等肺系慢性疾患，因迁延失治，逐步发展所致，是慢性肺系疾患的一种归宿。因此，慢性肺系疾患也就成为肺胀的基本病因。

2. 六淫乘袭

六淫既可导致久咳、久喘、久哮、支饮等病证的发生，又可诱发加重这些病证，反复乘袭，使它们迁延难愈，导致病机的转化，逐渐演变成肺胀。故感受外邪应为肺胀的病因。

3. 年老体虚

肺胀患者虽可见于青少年，但终归少数，主要为老年患者。年老体虚，肺肾俱不足，体虚不能卫外是六淫反复乘袭的基础，感邪后正不胜邪而病益重，反复罹病而正更虚，如是循环不已，促使肺胀形成。

肺心病的病理性质多属标实本虚。标实为痰浊、水饮、瘀血和气滞，痰有寒化与热化之分；本虚为肺、脾、肾气虚，晚期则气虚及阳，或阴阳两虚。其基本病机是肺之体用俱损，呼吸功能错乱，气壅于胸，滞留于肺，痰瘀阻结肺管气道，导致肺体胀满，张缩无力，而成肺胀。如内有停饮，又复感风寒，则可成为外寒内饮证。感受风热或痰郁化热，可表现为痰热证。痰浊壅盛，或痰热内扰，蒙蔽心窍，心神失主，则意识蒙眬、嗜睡甚至昏迷；痰热内闭，热邪耗灼营阴，肝肾失养，阴虚火旺，肝火夹痰上扰，气逆痰升，肝风内动则发生肢颤，抽搐；痰热迫血妄行，则动血而致出血。亦可因气虚日久，气不摄血而致出血。病情进一步发展可阴损及阳，阳虚不能化气行水，成为阳虚水泛证；阳虚至极，出现肢冷、汗出、脉微弱等元阳欲脱现象。

中医学将慢性肺源性心脏病辨证分型如下：

1. 痰浊壅肺型

咳嗽，气促，咯白痰，或恶寒、周身不适，舌苔白腻，脉浮滑。

2. 痰热郁肺型

咳嗽喘促，或不能平卧，痰黄黏稠，或发热，舌苔黄，脉滑数。

3. 阳虚水泛型

水肿，心悸，气短不能平卧，尿少，口唇发绀，舌质紫绛，苔白腻，脉沉虚数或结代。

4. 元阳欲绝型

面色晦暗，汗出肢冷，脉沉细而数，甚至脉微欲绝。

5. 痰浊蒙窍型

神昏谵语，甚至昏迷或躁动不安，呼吸急促或伴痰鸣，舌质紫暗，脉滑数。

6. 热瘀伤络型

皮肤瘀斑，或有出血倾向，舌紫绛，脉细数或弦数。

7. 肺肾气虚型

咳嗽，气喘，活动后加重，或有少量泡沫痰，腰酸腿软，乏力，或畏寒肢冷，舌质淡、苔薄白，脉沉细。

肺源性心脏病是反复发作，呈进行性加重的疾病，临床应采取防治结合的综合措施。在急性发作期应控制感染、吸氧、解除支气管痉挛、祛痰止咳、平喘、纠正水电解质以及酸碱失衡。对缓解期宜慎起居，均衡饮食，增强体质，提高机体抵抗力，避免和减少各种诱发因素，预防复发。

【中医保健措施】

一、未病先防

肺心病的发病，主要决定因素是环境因素即生活行为方式。研究证明，以健康生活方式为主要内容的一级预防可使肺心病发病率下降。健康生活方式包括合理膳食、适量运动、戒烟限酒、心理平衡四项。

（一）合理膳食

肺心病为慢性消耗性病症，病程较长，且易反复发作，因此所需要的营养比健康人要高，应注意补给高热量、高蛋白质、高维生素而又容易消化的食物。同时应适当多进食补肺脾肾的食物，如杏仁、核桃仁、莲子、豆浆、茯苓、薏苡仁等。晚期肺心病患者多明显消瘦、抵抗力下降，当因呼吸道感染而导致呼吸功能衰竭时，家属在烹调方面应尽量满足患者的口味，以补足消耗。但对于肥胖的患者，特别是合并打鼾者，则应鼓励其减肥。

1. 宜食

饮食宜清淡、稀软、易消化、营养丰富。本病急性发作期属寒证者可选用橘皮、干姜、生姜等食物；属热证者可选用梨、柿子、荸荠、萝卜、冬瓜仁、芦根、百合等食物。疾病缓解期可选用莲子、核桃仁、杏仁、山药、芡实、白扁豆、薏苡仁、桂圆肉、红枣、花生、苹果、牛肉、瘦猪肉、鸡肉、鸭肉、河鱼及蛋类、乳类、豆类食物。

肺心病患者咳痰清稀时，应多吃些温性食物，如骨头汤、猪肺汤、排骨汤、瘦肉、鸡汤、肝汤、蛋羹、豆制品等；久患肺气肿者，宜选用滋阴生津的食物，如梨、山楂、话梅、杏子、杏仁、苹果、鳖、老鸭等。体重正常的患者应给予平衡的饮食，以增强呼吸道的抵抗力；体重低于正常值者，应给予高热量、高蛋白质饮食，以利于受损伤的支气管组织修复。适量限制奶类，因奶制品易使痰液变稠，使感染加重。维生素A和维生素C亦可增强机体免疫力，促进支气管黏膜的修复，应注意补充。增加液体摄入量，大量饮水有助于痰液稀释，保持气管通畅。

2. 忌食

(1)辛辣刺激性食物，如过冷、过热及辛辣食物，可刺激气管黏膜，引起咳嗽。

(2)高盐食物。高盐食物可引起钠水潴留而致水肿，加重心衰症状，因此本病患者应低盐饮食。

(3)吸烟喝酒。肺心病患者支气管黏膜抵抗力差，受到烟、酒刺激后，会使黏膜局部炎症渗出或水肿加重，引起咳嗽，加重病情。

(4)油腻食物。油腻食物如肥肉、油炸食品等易生热伤津，助火化燥，加重病情。

(5)浓茶和咖啡。咖啡中所含的咖啡因和茶叶中所含的茶碱均可松弛支气管平滑肌，使支气管处于舒张状态，导致排痰不畅。

(6)腥膻发物。腥膻发物如黄鱼、带鱼、鳗鱼、墨鱼、虾、蟹可滋痰生湿，对肺心病患者的康复不利。

(7)生冷食物。生冷食物如冰激凌、冰棒、冰冻水果、冰镇饮料及生拌黄瓜、海蜇皮等，可阻遏脾阳和肺阳，生痰滋湿，从而使咳喘、咳痰、心悸症状加重。

3. 中医药预防

常服补益肺肾之中药，可提高机体免疫力，预防急性发作。

(1)冬虫夏草鸡(鸭)汤：冬虫夏草20克，鸡(或鸭)1只，加水炖熟，加调料吃肉、饮汤。一周服用1次，可连服数周。本方有补元气、益肺肾之功。

(2)萝卜杏仁猪肺汤：萝卜500克，苦杏仁(去皮尖)15克，猪肺(或羊肺)500克。先将猪肺按菜肴烹调法处理，然后加萝卜、杏仁，共煮熟，吃肉饮汤。每周2～3次，连服数周。本方有补肺、降气、除痰之功，尤宜冬季服用。

(3)生姜汁适量，南杏仁15克，核桃肉30克，捣烂加蜜糖适量，炖服。本方具有温中化痰、补肾纳气的作用。适用于肺肾气虚者。

（二）防范风寒

肺心病多于气候骤然变化时发生。冬春季节多发，风寒为常见诱因。故日常应注意适四时寒温之变化，增强抗风寒能力。平日增强耐寒锻炼，用冷水洗脸、晨起室外活动等。特别要注意脚的保暖，睡前用热水洗脚，入睡前可用电热毯或热水袋将被窝预热。平时要勤晒被褥，勤换衣服，讲究个人卫生，避免过度疲劳，保证充足睡眠。保持室内空气流通。早上应打开窗户，以换进新鲜空气。

（三）适量运动

肺心病的发病和复发与身体抵抗力下降、对外界环境变化的适应能力差和呼吸道感染有密切关系，而科学的运动可提高人体的防御能力。

肺心病患者可选择步行、上下楼、慢跑、打太极拳等运动。

（1）步行是最简便、安全且最易收效的运动。体质较弱者开始时可用自己能适应的速度走，每日步行 500～1500 米，然后可适当加快速度，适应后再做快步走锻炼，逐渐增加快走的时间和距离。每天锻炼半小时左右，或隔天锻炼一次，每次锻炼 1 小时以上。居住在城市而又无活动场所的患者可采取上下楼的方式进行锻炼，开始时可只上一层楼梯，以后根据体力和呼吸功能的情况逐渐增加，间歇进行，每日 1～3 次。

（2）慢跑能使全身得到运动，可防止肺组织弹性减退。根据自身情况掌握慢跑速度，一般来说以边跑边与人说话不觉难受、不喘粗气，跑后每分钟脉搏次数不超过 170 减去年龄为宜。另外，慢跑与散步可以交替进行。

（3）太极拳是一种增强体质的健身运动。初练时可从简化太极拳开始，早晚各练 1 次，每次练 2～3 遍。练习时动作要柔和缓慢，全身自然放松，呼吸要匀细深长，不能憋气。

（四）改善环境

避免煤烟、粉尘及各种变应原等刺激，如工作环境中接触粉尘和有害气体；室内空气污染也不容忽视，如炒菜时产生的油烟，取暖时燃烧柴草、煤炭产生的各种污染物；大气污染，包括由燃煤、汽车排放尾气等原因引起的空气污染，都是引起慢性阻塞性肺疾病发病的因素。提倡不吸烟，尤其要避免被动吸烟。吸烟者要彻底戒烟。有痰要及时咳出，以保持气道清洁。

（五）加强调护

积极排痰。可以采取雾化器、头低脚高体位引流、拍背等方式排出积痰，疏通气道。有条件者可进行家庭氧疗，这对改善缺氧、提高生活质量和延长寿命都有所裨益。肺心病并发下呼吸道感染的表现往往很不典型，发热、咳嗽等症状可能不明显，有时仅表现为气促加重、痰量增多或痰颜色变浓。这都应及时到医院就诊，不要耽误。积极预防和治疗各种肺、胸疾患。尤其是重点防治感冒、支气管、肺结核等呼吸道急慢性感染和肺气肿，以减少肺心病的发病机会。每天用手按摩鼻翼旁迎香穴，颈上方发际处风池穴，拍打小腿上外侧足三里穴，按摩足底涌泉穴、头顶百会穴，可强身抗病，减少感染。

（六）心理平衡

情绪变化可加重病情。肺心病患者生活自理能力差，又长年有病，易产生自卑感，家人一时照顾不周时，往往更使他加重失望的感觉，以至对治疗丧失信心，所以要做好患者的心理疏导，指导患者既要正确对待自己，也要理解别人。另外根据个人爱好，可参加一些文娱活动。保持良好的情绪和乐观的精神状态，树立战胜疾病的信心，有利于疾病向健康方面转化。

二、既病防变

（一）痰浊壅肺

治法：温化寒痰，宣降肺气。

方药：小青龙汤合二陈汤加减。

组成：炙麻黄、桂枝、杭芍、干姜、五味子、细辛、陈皮、茯苓、半夏、炙甘草、沉香等。

加减：若痰多黏腻，胸闷气逆，苔白腻者，合三子养亲汤以豁痰降气；自汗、疲乏无力者，减麻黄、桂枝，加制附子、党参、白术、黄芪；舌暗有瘀斑者，入赤芍、地龙、川芎；胸闷甚者，入栝楼、枳壳。

（二）痰热郁肺

治法：宣肺清热，清肺化痰。

方药：麻杏石甘汤加味。

组成：炙麻黄、杏仁、生石膏、甘草、冬瓜仁、桑白皮、黄芩等。

加减：若兼阴虚者，可加沙参、麦冬以养阴；若痰多黄稠、咯吐不爽者，可合千金苇茎汤，以清肺化痰；口渴咽干者，加花粉以滋阴；舌暗红者，入丹皮、赤芍、地龙、丹参。发热微恶风者，为表邪未解，可入银花、连翘、苏梗。

（三）阳虚水泛

治法：温阳利水，活血化瘀。

方药：真武汤合五苓散加减。

组成：制附子、茯苓、白术、川芎、生姜、泽泻、桂枝、猪苓等。

加减：若水肿甚，加沉香、黑白丑以行气逐水；血瘀甚而发绀明显，加泽兰、红花，以化瘀行水。

（四）痰浊蒙窍

治法：涤痰开窍熄风。

方药：涤痰汤加减。

组成：制半夏、制南星、茯苓、石菖蒲、竹茹、甘草、生姜、枳实、橘红等，另服安宫牛黄丸。

加减：若痰热内盛，身热烦躁，谵语，神昏，苔黄舌红等，加葶苈子、天竺黄、竹沥；肝风内动，症见抽搐，加钩藤、全蝎，另服羚羊角粉；血瘀明显，唇甲发绀者，加丹参、红花、桃仁活血通脉。

（五）元阳欲绝

治法：回阳救逆，益气复脉。

方药：参附汤加味。

组成：人参、制附子、干姜、大枣、牡蛎、龙骨等。

（六）热瘀伤络

治法：清热凉血，益气养心，活血止血。

方药：生脉饮加味。

组成：人参、麦冬、五味子、生地、大黄炭、大蓟、小蓟、三七粉、赤芍等。

（七）肺肾气虚

治法：补肺纳肾，降气平喘。

方药：平喘固本汤加减。

组成：党参、五味子、冬虫夏草、胡桃肉、沉香、灵磁石、苏子、款冬花、清半夏、橘红、黄芪、炙甘草等。

加减：若肺肾阳。阳虚怕冷者，加肉桂、干姜以温阳；兼阴虚、舌红苔少，加麦冬、玉竹、生地、沙参以益气养阴；兼血瘀，见面唇发绀者，加当归、丹参、赤芍以活血化瘀。

【病后保健】

一、生活调理

合理安排生活起居，适应气候变化。在肺心病早期或缓解期，进行适当的体育锻炼可以增强患者体质，提高抗病能力，减缓肺心病的进展和急性发作。常用的运动方法有五禽戏、太极拳、八段锦等，每个患者可根据自己的具体耐受能力选择。

生活要有规律。每天几点钟起床，几点钟睡觉，何时进餐，何时大便，何时外出散步，都要有规律。中午最好睡睡午觉。心情要舒畅，家庭成员要和睦相处。肺心病患者由于长期受疾病折磨，火气难免大些，应尽量克制，不要发脾气。

二、饮食调理

（一）饮食调护

肺心病患者痰浊壅盛者饮食宜清淡，忌滋腻厚味；缓解期宜适当进补但不可太过。具体调养方法：①肺气虚的患者，宜常食瘦肉、鸡汁、禽蛋、猪肺等以补肺气，同时注意培土生金，可选食莲子、芡实、山药、黄豆、鲜河鱼等以健脾益胃。痰湿不盛者，可食用石榴、柿子、银杏等收敛肺气。②痰浊壅盛的患者，化痰排痰除选食萝卜外，还可用陈皮泡水代茶饮。

（二）中医食疗

1. 二陈二仁粥

【原料】陈皮 9 克，半夏 6 克，茯苓 12 克，薏苡仁 15 克，冬瓜仁 15 克。

【制法】水煎，沸后约煎 10 分钟，滤去药渣，取汁加粳米及适量水，同煮为粥。

【用法】1 日量，分 2 次服。可长期服食。

【功效】散寒化湿，化痰止咳。用于痰湿壅肺型肺心病。

2. 生姜栝楼润肺汤

【原料】黑芝麻 15 克，生姜 15 克，栝楼 12 克。

【制法】将上三味洗净加水 200 毫升，水煎至 100 毫升，去渣饮汤。

【用法】日服 1 剂。7 天为 1 个疗程，连服 3～4 个疗程。

【功效】润肺清肺，温中化痰。适用于老年慢性肺心病患者。

3. 二子橘皮汤

【原料】炒白芥子 6 克，炒萝卜子 9 克，橘皮 6 克，甘草 6 克。

【制法】将上四味洗净加水 200 毫升，水煎至 100 毫升，去渣饮汤。

【用法】水煎服，日服 1 剂。7 天为 1 个疗程，连服 3～4 个疗程。

【功效】宣肺平喘，化痰止咳。适用于肺心病急性发作时服用。

4. 牡蛎紫菜汤

【原料】紫菜 15 克，牡蛎 50 克，远志 15 克。

【制法】先将牡蛎、远志洗净加水用武火 200 毫升煮沸，再加入紫菜，文火煎煮 5 分钟即可。

【用法】水煎服，日服 1 剂。7 天为 1 个疗程，连服 3～4 个疗程。

【功效】祛痰，清热，安神。适用于夜间咳嗽重的患者。

5. 补肺粥

【原料】牛肺 150～200 克切块，糯米适量。

【制法】文火焖熟，起锅时加入生姜汁 10～15 毫升，拌匀调味服用。

【用法】早晚各 1 剂温服，3～5 天为 1 个疗程，连服 4 个疗程。

【功效】补益肺气，宣肺止咳。适用于肺虚咳嗽的患者。

6. 人参核桃汤

【原料】人参 3～6 克，核桃 5 枚。

【制法】上二味洗净加水适量，煎汤服用。

【用法】水煎服，日服 1 剂。7 天为 1 个疗程，连服 3～4 个疗程。

【功效】健脾益气，补益肺肾。适用于咳而少气、自汗、乏力、食少纳呆者。

7. 苏子粳米粥

【原料】苏子 12 克，粳米 100 克，冰糖少许。

【制法】先将苏子洗净，捣碎，与粳米、冰糖一同入锅内，加水适量，先用武火煮沸，再改为文火煮成粥。

【用法】每日早晚温服。3～5 天为 1 个疗程，连服 4 个疗程。

【功效】健脾燥湿，化痰止咳。适用于咳嗽痰多、胸闷纳呆者。

8. 款冬花饮

【原料】款冬花 12 克，冰糖 10 克。

【制法】上二味放入盅内，加适量水，隔水炖，去渣饮糖水。

【用法】代茶饮用，可常服。

【功效】益气养阴，润肺止咳。适用于咳嗽气短、自汗盗汗者。

9. 补肺肾汤

【原料】冬虫夏草 10 克，鲜胎盘 1 个。

【制法】上二味放入盅内，加水适量，隔水炖熟服之。

【用法】吃胎盘饮汤。每周 1～2 剂，连服 3～4 个月可见疗效。

【功效】温补肺脾肾。适用于喘咳遇冷加重、四肢不温者。

10. 枇杷叶粥

【原料】枇杷叶 10～15 克，粳米 100 克，冰糖适量。

【制法】将枇杷叶用纱布包好放入砂锅内，加水 200 毫升，煎至 100 毫升，去渣入粳米，再加水600毫升，煮成稀粥。

【用法】每日早晚温热服之。

【功效】宣肺平喘，化痰止咳。适用于咳嗽痰多者。

11. 百合杏仁粥

【原料】鲜百合50克，杏仁10克，粳米50克。

【制法】先煮米，后放百合、杏仁，熬成稀粥。

【用法】加糖食用，每日2次。3～5天为1个疗程，连服4个疗程。

【功效】养阴润肺，宣肺止咳。适用于喘咳阴虚者。

12. 秋梨白藕粥

【原料】秋梨、白藕、粳米各适量。

【制法】将秋梨去皮、核，白藕去节，切碎与粳米同煮成粥。

【用法】每日早晚温热服之。

【功效】清热润肺，止咳化痰。适用于肺热咳嗽、咳痰者。

13. 川贝冰糖柑

【原料】广柑1个，川贝母粉2克，冰糖20克。

【制法】广柑去皮、核，加川贝母粉、冰糖，蒸熟食之。

【用法】每次1个，每日2次。

【功效】清热化痰，养阴生津。适用于肺虚久咳等症。

14. 桑皮猪肺汤

【原料】桑白皮10克，猪肺1000克，胡萝卜20克，木耳5克，葱白10克，鲜姜5克，花椒5克，胡椒粉2克，绍酒10克，香菜3克，香油5克，精盐3克，味精3克。

【制法】猪肺用水冲洗干净，放入锅内煮透，捞出切片。胡萝卜洗净，切成斜块；鲜姜洗净，切片；葱白洗净扎结；花椒用纱布包好。肺片放炒锅内，加入清水、桑皮、胡萝卜、葱团、姜片、花椒包、绍酒、精盐，炖约1小时，熟后拣去桑皮、葱、姜、花椒，再加入味精、香菜、香油、胡椒面即可。

【用法】每周1～2剂，连服3～4个月。

【功效】清肺止咳平喘，利水泻满。用于肺热咳喘，肺气壅实的水肿胀满、咳喘等症。

三、精神调理

肺心病患者从胸、肺原发病变开始到发展为肺心病，一般需要6～10年。从早期肺心病到失代偿阶段往往也需要较长时间。长期疾病的折磨往往使患者心情抑郁，失去战胜疾病的信心。因此，肺心病患者要保持乐观的生活态度。急性加重期多需住院治疗；缓解期应正确认识疾病，减轻精神负担，预防发作。

四、保健疗法

（一）针灸治疗

1. 体针

可选肺俞、脾俞、肾俞、太渊、章门。若兼有上感表证者可配列缺、合谷；喘甚可加定喘、膻中、丰隆、天突；心悸、脉细数者，取太渊、大陵、神门。可根据情况选择3～4个穴位，平补平泻，每日针1次，10次为1个疗程，每年连续治疗3个月。虚寒证者，可加灸法。

2. 穴位注射

选穴同上。药物用复方丹参注射液、鱼腥草注射液、川芎嗪注射液等，每次每穴0.5～5毫升。肌肉丰厚的部位用量要大，肌肉较少的部位用量要少，隔日更换穴位，10次为1个疗程，每年连续3个月。

（二）推拿

急性期：重点推拿风池穴3～4次，然后横擦胸肋部、肩背至腰骶部，最后直擦大椎到腰骶部督脉循行部位。均以透热为度。随后拿上肢，自肩经肘至腕部，内外两侧还可加用擦法，最后搓抖上肢，上法结束后，患者改取俯卧位，在两侧定喘、风门、肺俞、肩中俞，用一指禅推或按揉法。每穴各1～2分钟。开始手法轻揉，以后逐步加重，以患者有明显的酸胀感为度。

缓解期:肺虚者重点横擦前胸上部及背部,以透热为度,并可用轻柔的一指禅推法或按揉法在两侧肺俞、膏肓、脾俞、肾俞治疗,每穴1～2分钟。兼脾虚者加点按足三里;肾虚为主者,直擦背部督脉及横擦腰部肾俞、命门,均以透热为度。再轻揉两侧肾俞、肺俞,并可在涌泉穴施以擦法,每日1次。

(三)雾化吸入疗法

(1)麻黄6克,杏仁9克,葶苈子10克,陈皮10克,冬花15克,紫菀10克,厚朴9克,紫苏10克,茯苓12克,半夏9克,甘草6克,栝楼10克。将药物放入有嘴的壶中,加水适量,盖好壶盖,加热煮沸,蒸汽从壶嘴中冒出,患者坐在壶嘴边,口鼻周围涂凡士林(防止烫伤),然后将气雾吸入,每日2～4次,每次15～20分钟。

(2)炙麻黄6克,桃、杏仁各9克,白果9克,鱼腥草15克,丹参15克。将以上药物浓煎,过滤去渣存液,分2次加入超声雾化吸入器中,吸入,每日1剂。其雾化量随患者耐受而调节。

(四)中药外治法

(1)白芥子、延胡索各30克,甘遂、细辛各15克,麝香1.5克,研末杵匀,姜汁调涂肺俞、膏肓、百劳等穴,10天一换,最好于夏日三伏天涂治。

(2)天雄、川乌、川附子、桂心、官桂、桂枝、细辛、川椒、干姜各等份,麻油熬,加黄丹收膏,敷于肺俞穴,3天一换。

(3)细辛、白芥子等份研末,每次取绿豆大小的药末置于清膏药中贴敷于穴位上,第1天贴定喘穴,2天后揭去,换贴风门,依次再贴肺俞、膏肓俞、心俞等穴位(双侧),10天贴完5对穴位。

(4)白芥子、延胡索、细辛、苏子、川芎、麝香等放入背心内药套内,并与肺俞、大椎、定喘等穴位相对应,每月更换1次药物,每年连续3个月以上,坚持3年。

(五)呼吸锻炼

中医认为,肺为气之主,肾为气之根。肺心病患者肺肾俱虚,呼吸功能极差。如正常人深呼吸时膈肌运动度为5～6厘米,有的甚至高达10厘米;肺心病患者仅有1～3厘米,有的则几乎不动。故加强呼吸锻炼,乃是肺心病患者病后康复的重要方法。

1. 缩唇呼气法(pursed-lipbreathing)

当患者呼气时将口唇略微缩小以延长呼气时间,增加口腔压力,传至末梢气道,避免小气道过早关闭而减少肺泡“气陷(airtrapping)”。患者还可练习减少呼吸频率,增加潮气量,从而改善肺泡的有效通气量。

2. 腹式呼吸法(膈肌运动锻炼)

患者常因伴肺气肿而使胸廓饱满,活动度减弱,呼吸幅度下降,只有增加膈肌活动度进行代偿。膈肌锻炼的方法是:患者平卧床上,一只手伸展平放在上胸部,另一只手放在腹部,让腹肌放松,平静缓慢地用膈肌呼吸。吸气时腹部手感地向上抬,而胸部手上无移动感即无证明是腹式呼吸。长期锻炼后患者即可习惯于腹式呼吸。膈肌运动锻炼成功的标志:①呼吸频率下降;②潮气量增加;③肺泡通气量增加;④功能残气量减少;⑤咳嗽能力增强。患者胸部X线片上如看到膈肌下降至最低限度,呈平坦而无弧形存在则腹式呼吸法不能奏效。

(六)家庭氧疗

根据报道,每日吸氧15小时以上可以提高慢性阻塞性肺疾病患者的生活、生存甚至工作能力。

(七)排痰

顽痰宿饮是肺心病患者的重要病理因素,由于患者气虚无力排痰,或阴虚燥热,咯痰不爽,常致患者痰阻气道,出现呼吸困难,甚至窒息。此时家属可取压舌板轻压患者舌头,用消毒纱布包住示(食)指伸入咽部向外抠痰,倘有窒息,可用一手使患者头部后仰,另一手捏住其鼻孔,进行口对口吸痰,有条件者可使用吸痰器,一般患者可采用以下排痰方法:尽可能采取体位引流(病重者可反复改变体位,如左、右侧卧等);适当多饮水,或用茶杯盛沸水,让患者张口伏于杯口上,离杯口20厘米处,使热蒸气吸入口腔,以濡润咽喉,促进排痰;采取有效的咳嗽方式,如让患者坐在床边,双手扶在桌上或床边,护理人员用手轻叩患者胸背以助排痰,或适当应用舒喘灵等以助痰液排出。

（八）戒烟

当一个人下决心戒烟时，以下措施可能会有帮助：①和以前戒烟成功的朋友交谈一下；②尽可能避开那些爱劝人吸烟的人和环境；③饮食热量要低，多吃蔬菜和水果；④将准备吸烟的钱存入银行；⑤将家中、办公室里所有储备的烟全部清除掉；⑥第一周多饮汤水一类的饮食以排除血液中积累的尼古丁；⑦安排好生活、娱乐，有条件时可安排一次旅游。⑧急性发病住院时是最好的开始戒烟的时机。一般第一周最难过，所以只要坚持度过此阶段即易成功。

（九）肌肉松弛锻炼

较重的患者活动时气短，常因此害怕和紧张，加重耗氧量和心血管系统负担。肌肉松弛锻炼可以克服这一问题。在安静、光线稍暗的地方，舒适地平卧床上（也可坐在沙发或躺椅上），头及膝下垫一枕头，衣服松开，把所有肌肉尽可能放松，如前述缩唇、腹式缓慢而深的呼吸。肌肉松弛锻炼是建立在肌肉先最大收缩后，再最大松弛的原则上，具体方法如下：①足（每次一足，左右交替）。先将足和趾用力跖屈，持续 5 秒，然后放松；②下肢（每次一侧，左右交替）。将下肢抬离床面，保持肌肉紧张 5 秒后平放床上，使肌肉放松；③骨盆。使腹部、臀部肌肉用力收缩，坚持 5 秒后放松（注意不可屏气）；④胸部：先缓慢深吸气后屏住气，使胸部背部肌肉保持紧张 3 秒，然后放松肌肉，缩小口唇缓慢呼气；⑤上肢（每次一侧，左右交替）。上肢前伸，握拳，使上肢肌肉保持紧张 5 秒后平放床上，放松肌肉；⑥肩。高耸双肩保持 3 秒，然后放松；⑦颈。尽可能将下颌接近胸壁，使颈部肌肉保持紧张 3 秒后，左右轻摆头部，使在一最合适的位置上放松颈部肌肉；⑧面部。紧闭双眼，皱锁眉头，咬紧牙关 5 秒，然后放松（注意不可屏气）。

五、家庭治疗原则及自我管理

肺心病缓解期的患者，大多需在家调养。如能掌握正确的方式方法，不但可以缓减病情、维持一定的生活和工作能力，还可以使病情急性发作减少，有益于身体健康。

(1)预防感冒。注意气候变化，应防寒保暖，防止感冒。

(2)应禁食辛辣、肥甘厚味，忌酒；平素以清淡富含营养饮食为主。

(3)积极参加适度的运动锻炼。

(4)改掉抽烟喝酒的嗜好。

(5)及时消除积痰。这是减轻咳嗽、气喘的有效方法。

(6)长期氧疗，纠正低氧血症。

(7)要学会正确呼吸。采用缩唇呼气、腹式呼吸锻炼及呼吸肌锻炼。

(8)治疗肺心病应坚持“三心”，即信心、决心、恒心，只有这样做才能防止或推迟机体重要脏器受到损害。

(张念志　彭　波　刘志刚)

第十章　呼吸衰竭

呼吸衰竭是各种原因引起的肺通气和/或换气功能的严重障碍，以致在静息状态下亦不能维持足够的气体交换，导致缺氧，伴或不伴二氧化碳潴留，从而引发一系列生理功能和代谢紊乱的临床综合征。临床表现为呼吸困难、发绀等。明确诊断有赖于动脉血气分析，即在海平面正常大气压、静息状态、呼吸室内空气条件下，并排除心内解剖分流和原发于心排血量降低等情况后，动脉血氧分压（PaO_2）低于 8.0 千帕（60 毫米汞柱），或伴有二氧化碳分压（$PaCO_2$）高于6.65千帕（50 毫米汞柱），即为呼吸衰竭。本病可按临床有无二氧化碳潴留分为Ⅰ型呼吸衰竭（PaO_2＜8.0 千帕，$PaCO_2$ 降低或正常）和Ⅱ型呼吸衰竭（PaO_2＜8.0 千帕，$PaCO_2$＞6.65 千帕）。根据病程可分为急性呼吸衰竭和慢性呼吸衰竭。

【病因】

1. 呼吸道阻塞性病变

气道炎症、痉挛、肿瘤、异物等引起气道阻塞，导致通气不足或伴有气体分布不匀，通气/血流比例失调，引发缺氧或二氧化碳潴留。

2. 肺组织病变

肺炎、重症肺结核、肺水肿、肺血管病变、纤维化、尘肺、矽肺等，引起参与呼吸的肺泡减少，通气/血流比例失常，弥散面积降低或动静脉样分流增加，导致缺氧。

3. 肺血管病变

如肺动脉栓塞等，引起通气/血流比例失调或部分静脉血未经过氧合直接流入肺静脉，发生低氧血症。

4. 胸廓、胸膜病变

如胸廓外伤或畸形、胸膜畸形、大量胸腔积液、气胸、手术创伤引起的胸、肺顺应性降低，导致肺通气量减少，影响换气功能。

5. 神经中枢与传导系统及呼吸肌疾患

如脑血管病变、肿瘤、脑外伤、镇静药物过量、电击、理化因素等引起的呼吸中枢抑制；脊髓灰质炎、多发性神经炎、重症肌无力等引起的传导系统病变，导致呼吸肌无力和疲劳，因呼吸动力下降引起通气不足。

【诊断依据】

(1)多有支气管、肺、胸膜、肺血管、心脏、神经肌肉或严重器质性疾病史。

(2)除原发病症状外主要为缺氧和二氧化碳潴留的表现，如呼吸困难、急促，精神神经症状等，并发肺性脑病时，还可有消化道出血。

(3)查体可见发绀、意识障碍、球结膜充血、水肿、扑翼样震颤、视神经乳头水肿等。

(4)血气分析；静息状态下吸空气时动脉血氧分压(PaO_2)＜8.0 千帕(60 毫米汞柱)、动脉血二氧化碳分压($PaCO_2$)＞6.7 千帕(50 毫米汞柱)为Ⅱ型呼吸衰竭，单纯动脉血氧分压降低或伴有动脉血二氧化碳分压($PaCO_2$)＜6.7 千帕(50 毫米汞柱)则为 1 型呼吸衰竭。

【临床表现】

(一)急性呼吸衰竭

(1)呼吸困难：表现在频率、节律和幅度的改变。如中枢性呼吸衰竭呈潮式、间歇或抽泣样呼吸。

(2)发绀：是缺氧的典型症状。当动脉血氧饱和度低于 85％时，可在血流量较大的口唇指甲出现发绀。

(3)精神神经症状：急性呼吸衰竭的精神症状较慢性为明显，急性缺氧可出现精神错乱、狂躁、昏迷、抽搐等症状。急性二氧化碳潴留，pH<7.3 时，会出现精神症状。严重二氧化碳潴留可出现腱反射减弱或消失，锥体束征阳性等。

(4)血液循环系统症状：严重缺氧和二氧化碳潴留引起肺动脉高压，可发生右心衰竭，伴有体循环淤血体征。

(5)消化系统和泌尿系统症状：严重呼吸衰竭对肝、肾功能都有影响，如蛋白尿、尿中出现红细胞和管型。常因胃肠道黏膜充血水肿、糜烂渗血，或应激性溃疡引起上消化道出血。

(二)慢性呼吸衰竭

(1)呼吸困难：表现在频率、节律和幅度的改变。如中枢性呼吸衰竭呈潮式、间歇或抽泣样呼吸；慢性阻塞性肺疾病是由慢而较深的呼吸转为浅快呼吸，辅助呼吸肌活动加强，呈点头或提肩呼吸。中枢神经药物中毒表现为呼吸匀缓、昏睡；严重肺心病并发呼吸衰氧二氧化碳麻醉时，则出现浅慢呼吸。

(2)发绀：是缺氧的典型症状。当动脉血氧饱和度低于 85%时，可在血流量较大的口唇、指甲出现发绀；另应注意红细胞增多者发绀更明显，贫血者则发绀不明显或不出现；严重休克、末梢循环差的患者，即使动脉血氧分压尚正常，也可出现发绀。发绀还受皮肤色素及心功能的影响。

(3)精神神经症状：急性呼吸衰竭的精神症状较慢性为明显，急性缺氧可出现精神错乱、狂躁、昏迷、抽搐等症状。慢性缺氧多有智力或定向功能障碍。二氧化碳潴留时会出现中枢抑制之前的兴奋症状，如失眠、烦躁、躁动，但此时切忌用镇静或安眠药，以免加重二氧化碳潴留，发生肺性脑病，表现为神志淡漠、肌肉震颤、间歇抽搐、昏睡，甚至昏迷等。严重二氧化碳潴留可出现腱反射减弱或消失，锥体束征阳性等。

(4)血液循环系统症状：严重缺氧和二氧化碳潴留引起肺动脉高压，可发生右心衰竭，伴有体循环淤血体征。二氧化碳潴留使外周体表静脉充盈、皮肤红润、温暖多汗、血压升高、心排血量增多而致脉搏洪大；因脑血管扩张，产生搏动性头痛。晚期由于严重缺氧、酸中毒引起心肌损害，出现周围循环衰竭、血压下降、心律失常、心跳停搏。

(5)消化系统和泌尿系统症状：严重呼吸衰竭对肝、肾功能都有影响，如谷丙转氨酶与非蛋白氮升高、蛋白尿、尿中出现红细胞和管型。常因胃肠道黏膜充血水肿、糜烂渗血，或应激性溃疡引起上消化道出血。以上这些症状均可随缺氧和二氧化碳潴留的纠正而消失。

【中医认识】

祖国医学虽无呼吸衰竭病名，但从发病及临床特征来看，当属“喘证”“喘脱”之范畴。祖国医学认为急性呼吸衰竭是先天禀赋不足，外感温热病毒，伤损，产后瘀血留滞，电击，溺水，烧伤，烫伤，疮毒内攻及水湿犯肺等导致肺气郁闭，宣降失常，邪热壅肺，则肺气郁闭，宣降失常；热传阳明，则热结胃肠，腑气不通，浊气上逆；热入营阴，则肾阴受伤，元气耗损，肾不纳气，呼多吸少。伤损、产后，安血停滞，均阻遏气机，以致肺气升降失常；烧烫伤，疮毒内攻，致邪热壅肺，水湿犯肺，肺气失于宣发与肃降，亦虚喘促。

慢性呼吸衰竭则是外感六淫，内伤七情，饮食劳倦，素嗜香烟，工作环境不良，导致久咳、顽喘、肺痿、肺胀等多种慢性肺系疾病，久病上损及下，肺虚及肾。肺肾心脾俱虚，水湿，瘀血，痰浊，热毒内生，痰、瘀、热互结于内，阻遏气机，郁闭肺气，凌侮心火，壅塞水道，甚至上扰清空，蒙蔽神明，而发为喘证、肺胀，甚至痉证、厥证、闭证、脱证等严重并发症。

呼吸衰竭辨证按照急、慢性分类如下：

(一)急性呼吸衰竭

(1)痰热壅盛型：常见喘促气急，喉间痰鸣，痰稠且黄，发热口渴，烦躁不安，时有抽风，口干，舌质红，苔黄厚，脉滑数等。

(2)热犯心包型：症见喘促气急，高热夜甚，谵语神昏，心烦不眠，口不甚渴，舌质红绛，脉细数等。

(3)阳明腑实型：症见发热不恶寒，喘促气憋，腹胀满痛，大便秘结，小便短赤，舌苔黄燥，脉洪数等。

(4)气阴两竭型：症见呼吸微弱，间断不续，或叹气样呼吸，时时抽搐，神志昏沉，精神萎靡，汗出如油，舌质红无苔，脉虚细数等。

（二）慢性呼吸衰竭

1. 缓解期

(1)肺气虚弱，痰热内阻：症见咳喘短气，少气不足以息，动则加甚，痰白清稀，声低气怯，乏力，自汗，面色萎黄，舌质黯淡，苔薄白，脉濡软无力等。

(2)气阴两虚，兼见痰热、瘀血：症见咳喘气促，痰稠厚，色黄或见血痰，咳吐不易，神疲乏力，潮热盗汗，口咽干燥，唇舌青紫，苔少，脉虚数无力等。

(3)脾肾阳虚，兼杂痰饮瘀滞：症见咳喘气促，动则尤甚，纳呆便清，痰多而稀，畏寒，四肢不温，小便清长或四肢水肿，小便不利，面色晦暗，苔薄白，脉沉细或结代等。

2. 发作期

(1)痰浊蒙闭：症见咳喘痰鸣，痰多稀白，精神恍惚或见嗜睡，甚则昏迷，舌质紫暗，苔腻，脉弦滑或弦数等。

(2)痰火扰心：症见气促咳喘，痰厚色黄，烦躁，面赤，或见发热，谵语甚则神昏，便秘，小便短赤，舌紫绛，苔黄厚，脉滑数等。

(3)痰热动风：症见咳喘气促、鼻翼煽动，甚则张口抬肩，不能平卧，颤抖或四肢抽搐，烦躁不安甚则神志昏迷，舌紫红，苔黄，脉弦滑数等。

呼吸衰竭为呼吸系统急症，临床治疗应祛除诱因，防止呼吸功能恶化，积极防治原发病，改善呼吸功能。本病以痰、瘀、热为标，肺、脾、心、肾之虚为本，其病理过程由肺阴亏虚发展到气阴两虚、脾肾阳虚、心阳衰惫，宜分清脏腑虚实，标本缓急，缓解期以补肺、脾、心、肾之虚治本为要，兼以祛痰化瘀清热之法；急性发作期多见痰浊蒙闭、痰火扰心、痰热动风之证，病情危重，故宜以祛痰清热，醒神开窍，熄风止痉为大法。采取中西医结合治疗，注重祛痰、平喘、抗炎、化瘀、醒神。内外结合，内服药物合外治法如气道切开术、机械通气、高频通气、雾化吸入等。

【中医保健措施】

一、未病先防

（一）防范风寒，适应气候变化

呼吸衰竭多伴有肺系疾病多年，身体状况较差，多于气候骤然变化时发病。冬春季节多发，风寒为常见诱因。故日常应注意适四时寒温之变化，增强抗风寒能力。平日增强耐寒锻炼，用冷水洗脸、晨起进行室外活动等。

（二）积极预防和治疗各种肺、胸疾患

重点防治肺炎和各种感染性疾病、感冒、支气管炎、肺气肿、肺心病等呼吸道急慢性感染，以减少呼吸衰竭的发病机会。积极防止发生各种意外，包括防止药物中毒或其他中毒。

（三）改善环境，消除烟尘

避免煤烟、粉尘及各种变应原等刺激，提倡不吸烟，尤其要避免被动吸烟。研究表明，吸烟可直接损伤呼吸道、肺实质，引起炎症反应，并可引起氧化损伤，形成肺气肿等不可逆损害。因此，戒烟是预防慢性阻塞性肺疾病、肺心病发展为呼吸衰竭的有效措施。

（四）防止与去除诱因的作用

对于可能引起呼吸衰竭的疾病，还必须同时防止诱因的作用。例如对于创伤、休克患者，要避免吸入高浓度氧、输给久存血库的血液或输液过量等，以免诱发成人呼吸窘迫综合征。有呼吸系统疾病的患者必须做手术时，应先检查患者的肺功能储备力。对肺功能已有损害或慢性呼吸衰竭的患者更应积极防止及去除各种诱因的作用，以免诱发急性呼吸衰竭。

（五）畅通气道和改善通气

常用的方法有：①清除气道内容物或分泌物；②解除支气管痉挛；③用抗炎治疗减轻气道的肿胀与分泌；④必要时做气管插管或气管切开术；⑤给以呼吸中枢兴奋剂；⑥掌握适应证，正确使用机械辅助通气。

（六）改善缺氧

呼吸衰竭时必定有严重缺氧，因此纠正缺氧，提高 PaO_2 水平对每个患者都是必要的。其目的在于短期内争取使 PaO_2 升至 6.67～8.0 千帕（50～60 毫米汞柱），动脉血氧饱和度升至 85%左右。Ⅰ型呼吸衰竭有缺氧而无二氧化碳潴留，可吸入较高浓度的氧（一般不超过 50%）。慢性Ⅱ型呼吸衰竭时，由于呼吸中枢反应性的变化，一般认为给氧以持续低浓度、低流量为宜。应使 PaO_2 达到安全水平 8.0～9.33 千帕（60～70 毫米汞柱），以求能供给组织必要的氧而不致引起二氧化碳麻醉，然后根据患者情况调整并逐渐提高吸入氧的浓度及流量。如在给氧时出现 $PaCO_2$ 进行性上升，则需人工通气以促进二氧化碳的排出。

二、既病防变

（一）急性呼吸衰竭

1. 痰热壅盛

治法：清热化痰平喘。

方药：清热化痰汤加减。

组成：苇茎、薏苡仁、冬瓜仁、麻黄、杏仁、石膏、甘草、黄芩、桔梗、连翘等。

加减：兼热甚者，加黄连、栀子；喘甚者，加葶苈子；夹瘀者，加桃仁。

2. 热犯心包

治法：清心开窍。

方药：清营汤加减。

组成：水牛角、生地黄、玄参、竹叶心、麦冬、丹参、黄连、银花、连翘、郁金、石菖蒲等。

加减：若毒热盛者，加黄芩、栀子；喘甚者，加栝楼、桑白皮；昏迷者，加清开灵口服液 2 支，安宫牛黄丸 1 克，至宝丹 6 克；抽搐者，加钩藤、全蝎、蜈蚣。

3. 阳明腑实

治法：宣肺泻下。

方药：宣白承气汤加减。

组成：石膏、杏仁、全栝楼、大黄、桑白皮、芒硝等。

加减：若喘甚者，加葶苈子、枇杷叶；腹胀者，加厚朴、枳实；热邪炽盛者，加知母、黄芩。

4. 气阴两竭

治法：益气养阴固脱。

方药：生脉散合炙甘草汤加减。

组成：西洋参、麦冬、生地黄、阿胶、五味子、黄芪、山药、牡蛎、炙甘草等。

加减：若大汗淋漓，汗出如洗者，加龙骨；阳脱者，加熟附子、肉桂；暴喘下脱，肢厥滑泻者，加黑锡丹。

（二）慢性呼吸衰竭

1. 缓解期

（1）肺气虚弱，痰热内阻

治法：补益肺气，化痰清热。

方药：玉屏风散合二陈汤。

组成：黄芪、白术、防风、法半夏、陈皮、茯苓、炙甘草等。

加减：若脾虚加党参、山药；肾虚加人参、蛤蚧；喘甚加苏子、莱菔子、白芥子。

（2）气阴两虚，兼见痰热、瘀血

治法：益气养阴，清肺化痰祛瘀。

方药：生脉散合千金苇茎汤加减。

组成：麦冬、西洋参、五味子、苇茎、冬瓜子、薏苡仁、桃仁等。

加减：若胸闷不适加枳壳、栝楼皮；便秘加杏仁、郁李仁、芒硝；发热加银花、连翘，口渴加芦根、天花粉。

（3）脾肾阳虚，痰饮瘀滞

治法：健脾温肾，温化痰饮。

方药：苓桂术甘汤合真武汤加味。

组成：白术、桂枝、附子、甘草、茯苓、芍药、生姜、益母草、川芎、丹参等。

加减：若小便不利者加猪苓、泽泻。

2. 发作期

（1）痰浊蒙窍

治法：涤痰开窍。

方药：涤痰汤加减。

组成：桃仁、川芎、南星、茯苓、法半夏、橘红、枳壳、远志、菖蒲、郁金等。

（2）痰火扰心

治法：涤痰开窍，清心泻火。

方药：温胆汤加味。

组成：生地、黄连、竹叶心、黄芩、桔梗、麦冬、芦根、玄参、郁金、胆南星、石膏等。

3. 痰热动风

治法：清热化痰，平肝熄风解痉。

方药：清金化痰汤加味。

组成：山栀、黄芩、桔梗、麦冬、桑白皮、贝母、知母、栝楼仁、橘红、茯苓、甘草、羚羊角、钩藤、芍药、郁金等。

【病后保健】

一、生活调理

（1）防寒保暖，适应气候变化。

（2）居住环境应安静，空气新鲜，避免喧哗吵闹。

（3）合理安排生活起居，量力而行，适当活动，多休息。慢性呼吸衰竭患者可进行适当的锻炼和呼吸操运动，以增强患者体质，提高抗病能力，改善通气。常用的运动有五禽戏、太极拳、八段锦等，每个患者可根据自己的具体耐受能力选择。

二、饮食调理

（一）饮食调护

呼吸衰竭患者多伴有心衰症状，饮食宜清淡，忌滋腻厚味。其调养方法：①肺气虚的患者，宜常食瘦肉、鸡汁、禽蛋、猪肺等以补肺气，同时注意培土生金，可选食莲子、芡实、山药、黄豆、鲜河鱼等以健脾益胃。痰湿不盛者，可食用石榴、柿子、银杏等收敛肺气。②痰浊壅盛的患者，化痰排痰除选食萝卜外，还可用陈皮泡水代茶饮。

（二）中医食疗

常用单方、验方、中成药列举：

（1）雪梨膏药：鸭梨 20 个去核，榨取汁炼蜜，收膏，每服 2 毫升，每天 2 次。

（2）经霜白萝卜适量，水煎代茶饮。有下气、止咳、化痰的作用。适用于呼吸衰竭痰多者。

（3）生姜汁适量，南杏仁 15 克，核桃肉 30 克，捣烂加蜜糖适量，炖服。具有温中化痰、补肾纳气的作用。肺肾气虚者适宜用本方。

（4）芝麻 15 克，生姜 15 克，栝楼 1 个。日服 1 剂。该方具有润肺温中、清肺化痰的作用，适用于慢性呼吸衰竭患者。

（5）银杏 2 个（打碎），蜂蜜 30 克。每日临睡前用水煎好，去渣服下，连服 5 天。适用于老年喘急不能平卧者。

（6）胡桃肉 50 克，冰糖 100 克，一起捣烂，分 5 次用开水冲服，每天 1 次。适用于老年喘急不能平卧者。

常用的食疗食谱列举：

1. 冬虫夏草鸡汤

【原料】冬虫夏草 20 克，鸡（或鸭）1 只。

【制法】将鸡（或鸭）去毛去内脏，与冬虫夏草一起加水炖熟，加适量调料拌匀即可。

【用法】吃肉喝汤一周服用 1 次，可连服数周。

【功效】大补元气，补益肺肾。适用于喘脱肺肾亏虚者。

2. 萝卜杏仁猪肺汤

【原料】萝卜500克，苦杏仁（去皮尖）15克，猪肺（或羊肺）500克。

【制法】先将猪肺按菜肴烹调法处理，然后加萝卜、杏仁，共煮熟。

【用法】吃肉喝汤。每周2～3次，连服数周。

【功效】补肺，降气，除痰。尤宜喘咳气逆痰多者。

3. 当归生姜羊肉汤

【原料】精羊肉100～200克，生姜60克，葱白10克，当归15克。

【制法】先将羊肉切片，素油炒过，兑汤两碗（约100毫升），加其他味料，煮30分钟，加食盐适量，拌匀即可。

【用法】吃肉喝汤。每周2～3次，连服数周。

【功效】温中补虚，温肺止咳。适用于喘咳阳气虚脱者。

4. 猪肺汤

【原料】新鲜猪肺1具，生姜、葱、食盐各适量。

【做法】猪肺洗净，加水适量，煮七成熟。放入适量生姜、葱、食盐，文火煨熬至熟。

【用法】可经常食用。

【功效】补肺润肺，清热解毒。适用于肺虚咳嗽、久咳咯血等症患者。

5. 胎盘粥

【原料】牛胎盘或猪胎盘1个，粳米100克。

【制法】将牛胎盘或猪胎盘洗净，切成碎块，加适量水煮烂后再加粳米煲成粥，最后加入调味品拌匀即可。

【用法】作早晚餐食用。可常食。

【功效】补肾填精，益肺定喘。对预防哮喘的复发或慢性呼吸衰竭症见喘息多年不愈者有疗效。

6. 参蛤麻杏膏

【原料】生晒参60克（如用党参，剂量加倍），蛤蚧2对，麻黄（去节）60克，杏仁 100 克，炙甘草 50 克，生姜 60 克，红枣（去核）120 克，白果肉 20 枚。

【制法】将生晒人参单煎成浓汁，蛤蚧去头足，研成末，杏仁、麻黄、炙甘草、白果、生姜、干姜放入砂锅内，加入适量的清水浸泡 1 宿，浓煎 3 次，去渣，滤取 3 次清汁再浓缩，加入冰糖（500 克）、西洋参汁、蛤蚧粉收膏，装入瓶中备用。

【用法】每日早、晚各服 1 食匙，开水冲服。

【功效】补气定喘，宣肺化痰。适用于慢性支气管炎、肺气肿并发呼吸衰竭。

7. 枇杷梨

【原料】梨子 1 个，枇杷 30 克。

【制法】将梨子洗净，挖空心，去核，加入枇杷，糖少许，隔水蒸炖，熟后温食。

【用法】每日 1 次，连服数天。

【功效】润肺化痰，宣肺止咳。用于气短咳嗽、咳痰并发的呼吸衰竭。

8. 川贝雪梨粥

【原料】雪梨 2 个，川贝母 10 克，粳米 50 克，冰糖适量。

【制法】先将雪梨洗净捣碎取汁，川贝母研细末，粳米煮稀粥。粥将熟时加入梨汁与川贝母末，稍煮即成。

【用法】早晚各 1 次温服，连服数天。

【功效】润肺，除痰。适用于肺阴亏虚而致咳嗽气喘并发呼吸衰竭。

9. 洋参乌鸡汤

【原料】乌鸡 1 只，生姜 30 克，西洋参 15 克，红枣 8 粒。

【制法】乌鸡去毛、肠杂，红枣去核，加生姜、西洋参，水 6～8 碗，共煲 2 小时，汤成。

【用法】饮汤吃鸡，每周 1～2 次，连服 3～4 个月。

【功效】温补气血，滋润肺胃。适用于咳嗽气喘、气不接续、面色不华等病症。

10. 人参百合粥

【原料】人参 3 克，百合 15 克，粳米 30 克。

【制法】先煎人参与百合，后下粳米同煮为粥。

【用法】早晚各1次温服，连服数天。

【功效】补气养阴。适用于肺气阴两虚所致之咳嗽并发呼吸衰竭者。

三、精神调理

从胸、肺原发病变开始到发展为呼吸衰竭，是一个慢性过程的急性加重。长期疾病的折磨往往使患者心情抑郁，失去战胜疾病的信心。因此，呼吸衰竭患者要保持乐观的生活态度，可通过咨询医生或阅读科普书籍了解呼吸衰竭的发病规律，避免情绪激动，克服急躁、惊恐、焦虑的不良情绪。

四、保健疗法

（一）针刺疗法

辨证属肺气虚弱、气阴两虚、脾肾阳虚等虚证范畴的，针灸治疗常取天突、肺俞、大杼、太渊、足三里、丰隆、膏肓、气海、肾俞穴。昏迷者可选人中、涌泉等穴。辨证属痰浊闭窍、痰火扰心、痰热动风等实证的常用穴位有人中、涌泉、人迎、内关、合谷、百会、关元、气海、神阙、绝骨、太冲、足三里等。

（二）三棱针

取督脉、膀胱经穴及十二井穴如大椎、身柱、肺俞、膈俞、少商、中冲等点刺治疗咳喘实证，对于昏迷患者可用十宣穴点刺放血。

（三）耳针

选用耳穴、支气管、肺区加刺交感、降压点，留针捻转治疗实证昏迷患者。

（四）电针

可针鼻区（－），耳区肾上腺（＋）为一组；内关（－），太冲（＋）为一组。两组四穴同时选用，穴位左右以体位方便而定，频率及电流视病情及个体反应而定。适用于治疗实证昏迷患者。

（五）穴位注射

对兴奋呼吸功能有良好作用，主要方法有如下几种：

(1)洛见弗3毫克注射曲池穴，依病情轻重在两侧多次交替注射。

(2)回苏灵8毫克注射足三里或三阴交穴，可两侧多次交替注射。

(3)醒脑静1～2毫升注射委中、曲池、中府、足三里等穴，可每20～30分钟更替穴位注射。

（六）穴位敷贴

白芥子(炒)、甘遂、延胡索、细辛等药研面，用生姜汁调涂背部肺俞、心俞、膈俞穴上，暑伏当天贴1次，二、三伏各贴1次，每次贴4～6小时。

（七）搐鼻法

用搐鼻散(细辛、皂角、法半夏)和通关散(牙皂、细辛、薄荷、麝香)吹入患者鼻中，使之打喷嚏，以达到兴奋呼吸的目的。

五、家庭治疗原则及自我管理

(1)急性发作时，应取卧位，患者头偏向一侧；痰多难咯者，予翻身拍背；注意保暖，适当进行体育锻炼，避免接触过敏原，积极戒烟等。食宜清淡甘凉，痰浊壅盛者，忌肥甘厚味及滋腻生痰食物；痰瘀内阻者，忌辛辣香燥及油炸火烤食物。

(2)急性呼吸衰竭和慢性呼吸衰竭急性发作的患者要严格卧床休息，定时测量体温、脉搏、呼吸、血压，及时观察呼吸节律、频率和呼吸深度、发绀程度、神志的改变以及抽搐的有无。

(3)对于神志昏迷者，专人护理，患者取卧位，头倒向一边，密切观察其呼吸、脉搏、血压、体温、瞳仁的异常变化，必要时应鼻饲流质食物和药物，计24小时出入量。注意褥疮发生。

(4)喉间痰多者，随时翻身拍背吸痰，防止痰阻气道，必要时可采用呼吸机辅助呼吸。

(5)呼吸急迫、发绀明显者，可用呼吸机给氧或加氧呼吸。

（童佳兵）